真野俊樹

治療格差社会

ドラッカーに学ぶ、後悔しない患者学

講談社＋α新書

はじめに

「マネジメントの父」「20世紀の知的巨人」と称されるピーター・F・ドラッカー。

その独自の経営論を体系化した不朽の名著『マネジメント』をはじめ、これまでに彼が記した40冊以上の著書は世界各国で愛読され、日本にも多くの〝ドラッカリアン〟と呼ばれるファンを生み出し、いまも読み継がれています。

私がドラッカーに出会ったのは、名古屋大学医学部に通っていた医学生のころでした。当時、合唱団に所属していた私は、大学3年生のときに団長に指名されました。それまで大きなチームを率いた経験のなかった私は、重責に大いに悩みました。そんなある日、書店でたまたま手にしたのがドラッカーの『マネジメント』だったのです。

まだ社会経験の少ない学生の身でしたから、その考えを十分に理解したとはいえません。しかし、自分なりにドラッカーの考えを解釈し、実践してみたところ、どうにかうまく合唱団を〝マネジメント〟することができました。

そして、医学の勉強を続ける傍《かたわ》らドラッカーの著作に親しむうちに、『マネジメント』の考え方は、医療にも応用できるのではないかと思うようになりました。

いまはだいぶ変わってきましたが、かつて医療の現場では、医師が治療法を示し、患者さんがその方針に従うのが当然だという風潮がありました。しかし、私はそうではなく、医師と患者がひとつの〝チーム〟となって治療に取り組む道もあるのではないかと考えていたのです。そこで私は、チーム医療を取り入れやすい糖尿病内科の医師を目指したのでした。

その後、アメリカに留学した際、現地ではマネジメントの手法が幅広く医療に取り入れられていることを知りました。そこで私は、通信教育で英国のレスター大学のMBA（経営学修士）を取得し、経営学の博士号を取得するために経営学を学ぶ中で、再びドラッカーの思想を勉強するようになりました。

近年は大学教授として医療マーケティングや健康マーケティング、医療の国際化などについて研究する一方、ドラッカー学会の理事として、その思想の普及に努めています。

かねて私は、病気と闘う患者さんが直面するさまざまな悩みについても、ドラッカーの考え方を応用できないかと考えていました。

読者のみなさんは、もしかすると〝ドラッカーと医療〟という組み合わせを意外に思われるかもしれません。ドラッカーの研究対象は政治、行政、経済、経営、歴史、哲学、さらに文学や美術にまで及びますが、直接的に「医療」をテーマとした著作はないからです。

ただ、ドラッカーの文章には、次に挙げるように、医学的な比喩がたびたび用いられます。


特にこの一〇年、現代社会の問題を扱ういわゆる「危機もの」の文献が無数に現れている。それらの問題の解決についての提案もかなり発表されている。単に万能薬を称しているだけのようなものであっても、一応は調べてみなければならない。しかし、それらの提案はすべて応急薬にすぎない。症状のいくつかは緩和できても、根本の治療にはつながらない。（『産業人の未来』）

近代政治における「大衆」とは、原子物理学者が言うところの臨界量に似ている。それは、物理学者が言うところの「状態の変化」、すなわち極限的変化をもたらすに必要な最小量に近い概念である。あるいは、それ自体は一ポンドほどの重さもないにもかかわらず、人体を圧倒してしまう癌細胞の固まりに近い概念である。（『新しい現実』）

医学的な表現が多くみられる背景には、ドラッカーの生い立ちが関係していると思われます。

実はドラッカーの母・カロリーネは、医師にこそならなかったものの、医学部を卒業しています。そしてドラッカー家では、高級官僚や経済学者など、各界の第一人者を集めたディナーが頻繁に開催され、そこに医学者を招くこともよくありました。まだ幼かったとはいえ、聡明だったドラッカーは、家に招かれた医師らの話を自然と吸収していったのでしょう。

さらにいえば、ドラッカーの父・アドルフは息子たちに医学の道に進むことを望み、実際に弟のゲルハルトは医師として活躍しました。

こうした家庭環境で育ったためか、ドラッカーは自らの健康管理にも長《た》けた人物でした。第一次世界大戦勃発《ぼっぱつ》前の1909年に生まれたドラッカーは、1世紀近くも生き抜き、2005年に満95歳で亡くなりました。死因は老衰とのことですから、日本でいう理想の死に方とされる〝ピンピンコロリ〟を実践したわけです。

ドラッカーが自らの健康管理について直接的に言及した文章はありません。また、妻・ドリスの自伝によれば、ドラッカーは夫人に誘われて時おり山歩きをしたり、水泳したりするくらいで、取り立てて独自の健康法を実践していたわけではないようです。

しかし、ドラッカーには〝マネジメント〟という強力な武器がありました。おそらくドラッカーは、マネジメントの概念を用いて、自らの肉体という〝組織〟をうまく管理・運営していたのでしょう。

そんなドラッカーの中に、医療への学びを見出すことは、私にとって自然なことでした。

国民皆保険、つまり、いつでも安く、良い医療を受けることができる現在の日本において、治療の格差は起きるのでしょうか。「起きて欲しくない」という期待も込めて、多くの人は「そんなことはない」と答えると思います。

私は、この治療格差の意味はふたつあると考えています。ひとつには、財政の制約において、現在のような手厚い国民皆保険でなくなったとき。言い換えれば、米国のようにお金次第で治療が変わってしまう社会、盲腸炎の手術で破産する人が出てくるような社会が到来したときが治療格差社会のひとつ目です。ただこの件は、オオカミ少年の話のように、そういう日が来るかもしれませんが、日本国内の金利もさほど高くない現在、こういったことは起きないかもしれません。

もうひとつ、私が本書で訴えたい治療格差は、考え方の違いによる治療格差です。つまり、医師などの医療者に、患者が思っていることをしっかり伝えることができるかどうかで受けられる医療が異なってくるということなのです。

日本人は、コミュニケーションや自己主張がうまくないといわれます。私は、日本人の医療不信や医療への満足度が低い原因は、ここにあるのではないかと考えています。特に、超高齢時代を迎え、患者さんの思いもさまざまですし、なによりその人のこれまでの人生経験や価値観をもとにした治療を受けることができるかどうかが、治療格差につながると考えます。この視点では、日本はすでに、治療格差社会だといえるのです。

そして、前者の治療格差がもし現実のものとなったとき、後者の治療格差が現状のままだと、医療をめぐる状況はさらに恐ろしいものになることは間違いありません。

本書では、ドラッカーの膨大な著作群の中から、患者とその家族、あるいは健康な人にも役立つヒントを引き出し、いわば「**ドラッカー患者学**」というものを考えていきます。ここに治療格差を乗り越えていくための希望があります。もちろん、「患者学」といっても、別に学問をするわけではなく、超高齢社会を迎えたいま、生活者のみなさん一人ひとりに生きた情報や考え方をお届けするつもりです。

しかし、ドラッカーの膨大な著作群の中から、医療に応用できそうな一節を選び取る作業をひとりで行うのは困難なことでもありました。

躊躇《ちゅうちょ》していた折、ドラッカーの著作を深く読み込んでいる池田雅彦《いけだまさひこ》先生と出会い、協力を得ることで本書は誕生しました。池田先生は、現役の糖尿病専門医でありながら、ドラッカー学会をはじめ、多くのドラッカーの勉強会にも積極的に参加されているドラッカリアンです。最もドラッカーに精通している医師といってもいいでしょう。一冊にまとめるうえで、池田先生の示唆《しさ》やアドバイスは必須のものでした。

第1章および第2章では、「糖尿病」と「がん」を取り上げ、それぞれの病気にかかった患者さんが治療にあたって直面するさまざまな悩みを物語風に展開し、折々にドラッカーの言葉を紹介しつつ、どうしたらいいのかを読者のみなさんと一緒に考えていきます。もちろん、特に第2章で扱っているがん治療は命にかかわるものですし、現実とは異なる可能性のある、ひとつの「シミュレーション」としてのフィクション、あるいは「ドラッカー患者学」としてお読みください。また第3章では、「もしドラッカーが医師だったら、患者さんの悩みにどう答えるのか」をテーマに、みなさんの身近な問題への解決策を、ドラッカーの言葉をひきながら、Q＆A方式で解説しました。

ストーリー化においては、プロフェッショナルライターの平井康章《ひらいやすあき》さんに協力いただきました。文責はもちろん私、真野俊樹《まのとしき》にありますが、ドラッカリアンの池田先生とプロライターの平井さんがいなければ、こんな挑戦的な作品をまとめ上げることはできなかったと思います。

また、なにぶんまったく新しい試みであるため、本書を手に取った生粋《きっすい》のドラッカリアン諸氏の中には、「ドラッカーの考えとは違う」「ドラッカーはそんなことは言っていない」などと言われる方も出てくるかもしれません。ドラッカーの思想と医療の融合を目指したチャレンジとして、ぜひディスカッションし、さらに学びを深めていきたいと考えております。

本書が、読者のみなさんの健康維持や増強、あるいは病気対策の一助となれば幸いです。

◉目次

第4章　なぜいま、「ドラッカー患者学」なのか

第1章　病気をマネジメントする

「問題」を明らかにせよ

土曜日の夕刻――。

珍しく接待ゴルフの予定を入れなかった森岡辰平《もりおかたっぺい》は、ひとり自室に籠《こ》もっていた。開け放たれた窓からは、初夏の爽《さわ》やかな風が吹き込んでくるが、その表情は冴《さ》えない。一枚の紙を睨《にら》みながら、辰平は眉を顰《ひそ》めていた。手にしていたのは先般、会社で受けた健康診断の結果だった。さまざまな数値が並ぶ中、「特記事項」としてこんな一文が書かれていた。

〈糖尿病の疑いがあります。精密検査を受けてください〉

この俺が糖尿病だって？　バカな。

去年までは何の問題もなかったじゃないか。糖尿病といえば、やたらと喉《のど》が渇《かわ》いたり、小便の回数が多くなったりするらしいが、俺にそんな症状はない。よりによって、なんでいま、こんなことになるんだ。

都内の中堅証券会社に勤める辰平は、2ヵ月前の人事異動で法人担当部長に昇進したばかりだった。同期の中では、決して出世が早いほうとはいえない。それでも、先頭グループが転んでくれれば、取締役の末端に名を連ねることができるかもしれない。50歳を過ぎて2年ほど経つが、辰平の出世欲はまだまだ旺盛《おうせい》だった。

サラリーマンにとって、病気は左遷《させん》の格好の口実になるんだ。あの人もそうだったし、あいつも飛ばされた……。辰平の脳裏に、病気を理由に閑職《かんしょく》に追いやられた先輩や同僚たちの顔が浮かんでは消えた。

「ふん。知るか、こんなの」

たまらなくなって検査結果を放り出すと、辰平は深く椅子《いす》に沈み込み、ぼんやりと視線をさまよわせた。

やがてその視線は、ピーター・F・ドラッカーの著作がずらりと並ぶ書棚で止まった。課長に昇進した40代のころから、辰平は経営やリーダーシップを学ぶためにドラッカーを読み始めた。経済や政治のみならず、哲学や文学にまで及ぶ深い思想にすっかり心酔し、人生で岐路《きろ》に立たされるたびに、ドラッカーの著書に助言を求めていたのだった。

数ある著作の中から1冊を抜き出し、パラパラとめくっていたところ、辰平はこんな一節に目を留めた。

欧米では、意思決定の力点は、問題に対する答えに置く。意思決定についての文献も、答えを得るためのアプローチに重点を置く。ところが日本では、意思決定で重要なことは問題を明らかにすることである。そもそも意思決定は必要か、そもそも何についての意思決定か

を明らかにすることが重要とされる。(『エッセンシャル版　マネジメント』)

日本が大好きだったドラッカーが日本的経営を評価した文章として、いつも心に留めている。

「よし、これに従ってみよう」と辰平は決意した。

いまの俺の状況に当てはめてみれば、明らかにすべき「問題」の本質とは、糖尿病にどう向き合うかだ。ならば、精密検査を受けるのか、あるいはしばらく様子見をするのかという「意思決定」をする前に、そもそも糖尿病とは何なのかを知る必要があるだろう――。

病気になったときの「目標」とは

続く日曜日の夜。辰平は、再び自室で暗い顔をしていた。

この日は、朝から近所の書店で買い求めた糖尿病関連の本を読み漁《あさ》っていたのだが、病気についての理解が進むにつれ、辰平は暗澹《あんたん》たる気持ちになっていった。

糖尿病とは、軽度であれば食事制限や運動などで改善できるが、症状が進めばインスリンの定期的な注射が必要になる。さらに悪化すれば人工透析が必要となったり、脳梗塞《のうこうそく》や心筋梗塞のリスクが高まったり、足の切断に至ることもあるという。症状が重くなるにつれ医療費は膨《ふく》れ上がり、完治しない病《やまい》であるため、死ぬまで費用がかかってしまう。

甘いものを食べたくなるとか、喉が渇くとか、そのくらいかと思っていたら、これは相当に深刻な病気じゃないか。まいったな。

一通り関連書を読み終わり、呆然《ぼうぜん》とする辰平。すると、「ごはん、できたわよ」と声がかかった。我に返った辰平は、階下のダイニングに向かう。食卓につくと、妻の美琴《みこと》がてきぱきと皿を並べていた。

「おっ、今夜はから揚げか。いいね」

つとめて笑顔を作り、いそいそと箸《はし》を取り上げたところで、辰平の動きが止まった。

「あれ。庸平《ようへい》はどこ行ったんだ」

美琴が呆《あき》れたように言う。

「なに言ってるのよ。先月から、日曜日も塾に行くことになったじゃない」

「あ、そうだったか。あいつも大変だな」

ひとり息子の庸平は小学6年生。私立中学受験を目指し、進学塾に通っている。

「ちょっと、肉ばっかり食べてないで野菜も食べなさいよ。体に悪いわよ」

肉と米ばかりを口に運ぶ辰平を見て、美琴が注意する。

「うるさいな。わかってるよ」

「庸平が私立に行くことになったら、これからますますお金がかかるのよ。あなたには稼いでもらわなくちゃならないんだから、健康には気をつけてね」

冗談めかした美琴の言葉だったが、いまの辰平に、軽く受け流すことはできなかった。箸を止めて考え込む。そうだ、俺がしっかりしなくちゃ、一家三人、路頭に迷っちまう。

美琴が派遣社員として職場にやってきたのは、辰平がまだ課長代理だったころだ。年齢は一回り近く離れていたが、あっさりした性格の美琴と辰平は妙にウマが合い、2年後に結婚。ほどなく庸平が生まれた。

以来、美琴は専業主婦だったが、庸平が中学に上がったら働きに出たいと言っている。といっても、このご時世だ。運よく勤めることができたとしても、たいした稼ぎは期待できないだろう。

「うん。俺がしっかりしなくちゃな」

今度は声に出してそう言うと、辰平は自室に戻った。再びドラッカーの著作を手に取ると、たまたま開いたページにこんな一節があった。

目標を設定するには三種類のバランスが必要である。すなわち、①利益とのバランス、②近い将来と遠い将来との間のバランス、③他の目標とのバランスすなわち目標間のトレードオフ関係である。

何もかもできる組織はない。金があっても人がいない。優先順位が必要である。あらゆることを少しずつ手がけることは最悪である。いかなる成果もあげられない。（『エッセンシャル版　マネジメント』）

俺にとって、「目標」とは何だろう。近い将来の目標は、サラリーマンとしては出世すること。遠い将来の目標は、月並みだが家族そろって健康に長生きすること、かな。少なくとも、息子の庸平が自活できるようになるまでは元気でいなくちゃいけないだろう。また、自分が糖尿病になったことと出世することとはトレードオフ関係にあるかもしれない。

そこまで考えたところで、辰平は顔を曇らせる。

しかし、もし俺が糖尿病だったらどうなるんだろう？　にわか勉強の知識だが、糖尿病は放っておくと脳梗塞や心筋梗塞を起こすかもしれないし、人工透析が必要になるかもしれない。そんなことになれば、庸平を私立に行かせるどころか、いまの生活を維持することさえままならないだろう。

やがて辰平は、決心したように顔を上げた。

ひとまず精密検査を受けてみるか。結果的になんともなければ、こんな悩みは笑い話で終わりだ——。

コラム①糖尿病とは何か？

ここで解説しておきましょう。

糖尿病とは、簡単にいえば血液中のブドウ糖が増え、慢性的に血糖値が高くなる病気です。血糖を下げるのが、膵臓《すいぞう》から分泌される「インスリン」というホルモンです。インスリンの働きが弱まると、肝臓から大量のブドウ糖が血中に流れる一方で、全身の細胞にブドウ糖を取り込む作用が低下するため、血糖値の高い状態が続きます。これが糖尿病の原因です。

糖尿病は大別してふたつのタイプがあります。

ひとつは、1型糖尿病。膵臓のβ《ベータ》細胞が破壊され、インスリンを分泌できなくなるタイプです。自分の体を守る免疫機能がβ細胞を破壊してしまうことで発症するほか、「特発性」という原因不明のものもあります。1型糖尿病が日本人の糖尿病患者に占める割合は5％未満とみられます。

対して、日本人に発症する糖尿病の大半を占めるのが2型糖尿病です。これは、膵臓からのインスリン分泌が少なくなる、出るタイミングが遅くなるといった「インスリン分泌不全」や、インスリンの働きが低下する「インスリン抵抗性」によって起こります。2型糖尿病は遺伝的な素因のほか、肥満やストレス、喫煙、運動不足といった生活習慣の乱れが原因となりま

糖尿病の臨床診断のフローチャート

糖尿病型

●血糖値（空腹時≧126mg/dL、OGTT 2時間≧200mg/dL、随時≧200mg/dLのいずれか）

●HbA1c≧6.5%

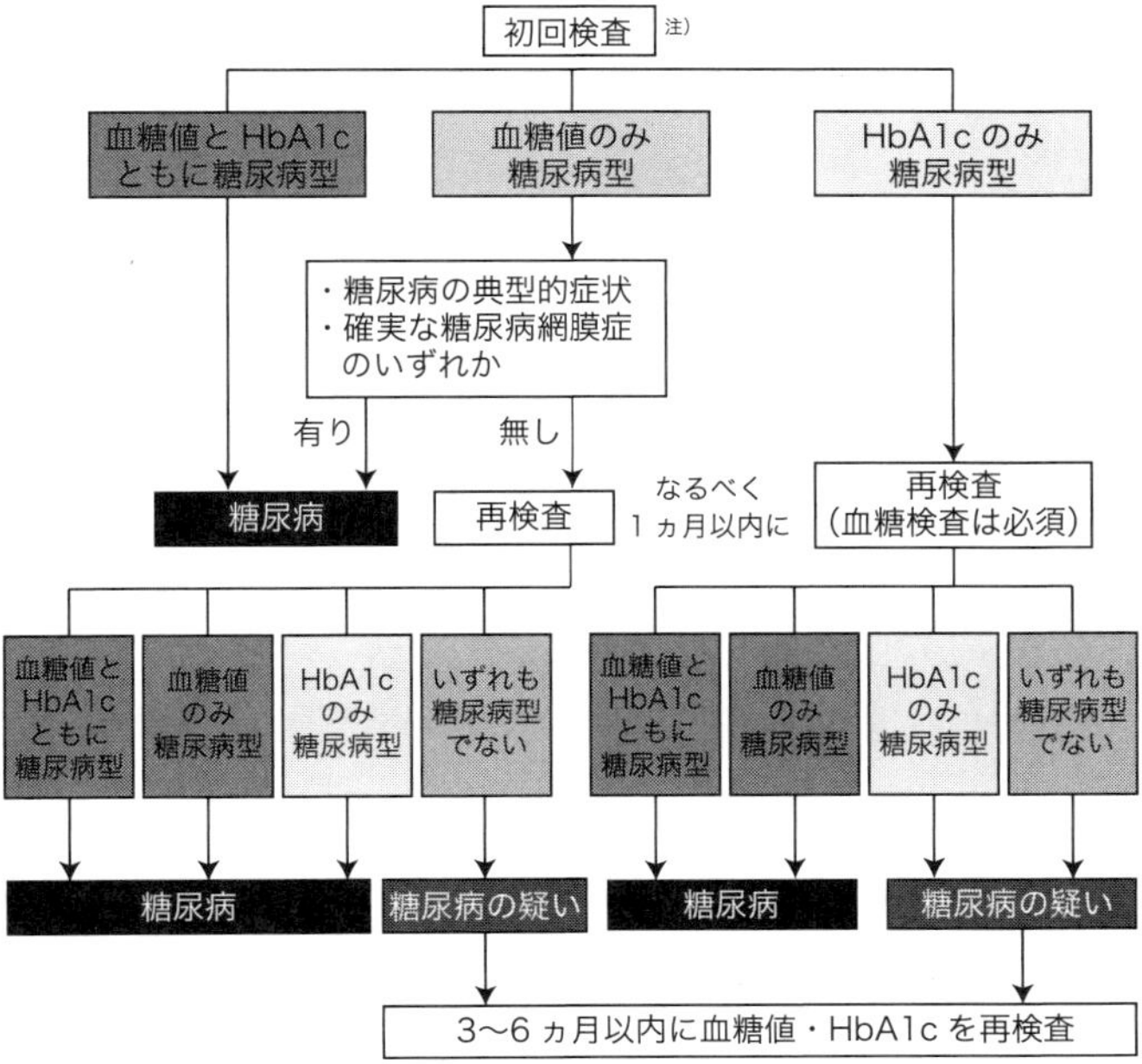

注）糖尿病が疑われる場合は、血糖値と同時にHbA1cを測定する。同日に血糖値とHbA1cが糖尿病型を示した場合には、初回検査だけで糖尿病と診断する。

一般社団法人日本糖尿病学会編著『糖尿病治療ガイド 2016-2017』（文光堂）より

す。

糖尿病の自覚症状には、排尿の回数が増える「多尿」、やたらと喉が渇く「口渇《こうかつ》」、水分を多く摂る「多飲」などがあります。ただ、こうした自覚症状は、病気がある程度、進行してから現れますので、初期のうちに本人が病気に気づくことはほとんどありません。

それだけに重要となるのが健康診断です。通常の健康診断で気をつけたいのは、「空腹時血糖値」と「HbA1c」です。空腹時血糖値とは、水分を除いて10時間以上絶食した状態で測《はか》る血糖値のこと。110mg／dL未満であれば正常型ですが、126mg／dL以上だと糖尿病型と判定されます。また、HbA1cとは、血中のブドウ糖が赤血球中の酵素を運搬する働きのある「ヘモグロビン」と結合した物質の値のこと。血液中にHbA1cが占める割合を調べることで、直近1～2ヵ月の血糖の状態がわかります。基準値は4・6～6・2％。6・5％以上になると、糖尿病型と判定されます。2回以上の検査で確認されれば「型」がとれて確定しますし、1回の血液検査でも「血糖」と「HbA1c」が同時に糖尿病型なら「糖尿病」と診断できます。

今回の物語に登場する辰平さんは、精密検査を受けるまでにかなり逡巡《しゅんじゅん》していました。しかし読者のみなさんは、糖尿病の疑いありと診断されたら、なるべく速《すみ》やかに医療機関を受診してください。

ドラッカー流病院の選び方

ドラッカーの言葉に後押しされ、ようやく精密検査を受けることにした辰平だったが、今度は病院選びに悩んでいた。

勤め先の会社では、さまざまな病気ごとに専門医院を紹介してくれる体制が整っていた。しかし、利用すれば病気のことを会社に詳しく知られてしまうため、辰平は自分で病院を探していたのだ。

インターネットで調べ上げた結果、候補はふたつの病院に絞《しぼ》られた。

ひとつは、都心にある総合病院。辰平の自宅からは1時間ほどかかるが、メディアによく登場する有名な医師が所属している。もうひとつは、自宅から20分ほどの距離にある、こぢんまりとした専門クリニックだった。

やっぱり、雑誌やテレビで紹介される医者がいいのかな——。

辰平は漠然とそう思っていたが、ドラッカーのこんな一文を読み、考えを変えた。

企業以外の組織のなかには、明らかに規模の限界を超えたものがある。病院は、ベッド数が一〇〇〇床を超えるとマネジメントが不能になる。ベッド数が三〇〇〇から四〇〇〇床と

いうニューヨーク市のモンスター病院、ベルビュー病院やキングズ・カウンティ病院は、すでに組織のマネジメントも、患者の世話もできなくなっている。(『エッセンシャル版　マネジメント』)

筆者注：ドラッカーの予言通り、2017年現在、米国では、ニューヨーク州においても、大規模なベッド数を持つ病院は減ってきている。

組織には、それ以上大きくなると成果をあげる能力が低下するという最適規模がある。(『エッセンシャル版　マネジメント』)

日本には、ドラッカーが指摘するほどの3000床といった大規模病院はさすがにない。とはいえ、大病院になればなるほど診察に時間がかかる。3時間待ちの3分診療なんて言葉もある。時間がかかると会社にも行かれない。万が一、本当に糖尿病だとすれば、自宅に近いほうが通いやすいだろう。

そう考え、辰平は近くのクリニックを受診することにした。

予約を入れた土曜日。辰平は緊張してクリニックに向かったが、検査は拍子抜けするほど簡単だった。血液の採取と問診。20分程度で終わってしまい、1週間後に結果を知らせるという。

大丈夫。きっと何ともないさ。そう思い込もうとしたものの、辰平は落ち着かない気持ちだった。仕事にも身が入らず、つい会議中にぼんやりして、部下から「部長、お加減でも悪いんですか」と聞かれる有り様だった。

まったく情けない。早く病気ではないと診断してくれ。

最後は祈るような気持ちだった。

だが――。クリニックを訪れた辰平に医師は告げた。

「森岡さん、この数値を見てください。空腹時血糖値は143mg／dLで、HbA1cは7・3%。両方高いですから、これは糖尿病ですね」

コラム②糖尿病の治療

糖尿病は初期であれば、適切なエネルギー量を摂取する「食事療法」や、運動によって余分なブドウ糖や脂肪を消費する「運動療法」で抑えることができます。しかし、さらに症状が進んだ場合は、「薬物療法」が取り入れられます。インスリン分泌を促《うなが》す薬や、インスリン抵抗性を改善する薬、消化管からの糖の吸収を遅らせる薬、糖の排泄《はいせつ》を促進する薬などがあり、服用する薬の種類や量にもよりますが、薬物療法には1ヵ月あたり5000〜1万円ほどの自己負担費用がかかります。

これらの療法でも改善がみられないときは、インスリン注射が必要になります。本来は膵臓から分泌されるインスリンを外部から補うもので、作用時間別に注射の回数や時間帯は異なりますが、自分でお腹、太もも、お尻、上腕などに針を刺さなければなりません。患者さんには大きな負担となります。タイミングを誤ると「低血糖」という症状が起こる恐れもあります し、ケースによって異なりますが、1ヵ月あたり1万円以上の自己負担費用がかかることも珍しくありません。

糖尿病は、進行すると深刻な病気の原因となります。たとえば高血糖が続くと、末梢《まっしょう》神経が損傷してしまい、足の指先や足裏にしびれや疼痛《とうつう》などの症状が現れます。知覚が低下するために足に傷を負っても気づきにくく、血液が行き渡らなくなるために壊疽《えそ》を起こし、最悪の場合、足を切断しなければならなくなるケースもあります。

また、血糖値が高いと目の奥にある「網膜《もうまく》」の毛細血管が障害され糖尿病網膜症を発症し、進行すると、網膜剝離《はくり》を起こして視力が低下する恐れもあります。

ほかにも、腎機能が低下することによって人工透析が必要になったり、血管の動脈硬化が進むことで脳梗塞や心筋梗塞を引き起こしたり、がんの発症リスクが高まったりと、放置しているとさまざまな病気の引き金となります。

厚生労働省の2016年の国民健康・栄養調査によれば、糖尿病が強く疑われる「有病者」

は1000万人、さらに糖尿病の可能性が否定できない「予備群」も1000万人と推計されています。この数字から明らかなように、もはや糖尿病は特別な病気ではなく、誰でも罹患《りかん》する恐れがあるものなのです。

「顧客」を見つける

ダメだった。俺の体はこれからどうなってしまうんだ。
「まだ初期の段階ですから、そんなに深刻な状態ではありません。今後の治療についてですが……」
医師は説明を続けるが、その声は次第に遠のき、辰平の耳には響かない。かろうじて次の予約を入れると、そそくさと病院を後にした。

期待していないものは受けつけられることさえないということである。（『エッセンシャル版　マネジメント』）

自宅までの道すがら、辰平は糖尿病になった原因について、自分なりに思いを巡らせていた。振り返ってみれば、いままで仕事に追われて、健康のことなど考えたこともなかった。「コミユニケーションを円滑《えんかつ》にするためだ」と言い訳をして、毎晩のように取引先や同僚と飲み歩いていた。平日はほとんど家で夕食を摂ったことがなかった。

運動といえば接待ゴルフ程度。あくまで付き合いのためで、それほど真剣にやっていたわけじゃない。息子が生まれてから煙草はやめたが、若いころは一日に2箱は吸うヘビースモーカーだった。

「これじゃあ病気になっても文句は言えないか……」

自宅に戻り、着替えながらそうひとりごちた。と、階下から肉の焼ける香りが漂《ただよ》ってきた。お腹がグウッと鳴る。こんなときでも、腹は減るんだな。

苦笑しながら食卓に向かうと、すでに庸平が席についていた。

「おっ、今夜はステーキか。ずいぶん豪勢だな。誰かの誕生日だっけ」

弾んだ声で美琴が返す。

「先週、庸平が受けた模擬試験の成績が良かったから、ごほうびよ。このままの調子でいけば、第一志望の学校に受かる確率は80％だって」

とても糖尿病になった、などと打ち明ける空気ではない。今日は言うまいと決めた辰平は、息子に向き直る。

「へえ、すごいじゃん。庸平、がんばってるな」

「本番はずっと先なんだから、まだ喜んでなんかいられないよ」

珍しく父親に褒《ほ》められて気恥ずかしいのか、庸平はクールに語ってみせる。だが、ぎこちなくナイフを使う姿はまだ子どもだ。

これからどんどん大きくなるんだな。こいつはどんな大人になるんだろう。

肉に食らいつく庸平を見ながら、辰平は目を細めた。

久しぶりに家族揃《そろ》って夕食を共にしたせいか、辰平は落ち着きを取り戻していた。

「ちょっと仕事があるから」と自室に戻ると、病院でもらったパンフレットを開く。そこには糖尿病の症状や、さまざまな治療法が紹介されていたが、辰平はこんな記述が気になった。

〈糖尿病は、手術や薬の力で病気の原因そのものを取り除くことはできません。もちろん、私たち医療スタッフも全力を尽くしますが、なにより重要なのは、患者さんご自身が体調をきめ細かく管理し、病気とうまく付き合っていくことです〉

自分で自分の体をきめ細かく管理する、か。管理というのは、マネジメントのことだ。だったら、ドラッカーの〝マネジメント〟の考え方が応用できるんじゃないか。自己管理による目標管理だ。自分の体をひとつの企業になぞらえれば、解決策が見出せるかもしれないぞ。

いくぶん上気した辰平は、ドラッカーの著書をすばやくめくっていく。ほどなく、こんな一節に出会った。

企業の目的と使命を定義するとき、出発点は一つしかない。顧客である。顧客によって事業は定義される。事業は、社名や定款や設立趣意書によってではなく、顧客が財やサービスを購入することにより満足させようとする欲求によって定義される。顧客を満足させることこそ、企業の使命であり目的である。（『エッセンシャル版　マネジメント』）

いまの俺にとって、「顧客」とは誰のことだろう？　辰平は考え込む。

自分が糖尿病を改善させる、すなわち健康で職場で頑張っていることで満足してくれる人とは――。

辰平の脳裏に、さっきまで楽しく話していた妻の美琴、息子の庸平の顔が思い浮かんだ。

そうだ、家族だ。家族が俺の顧客だ。あとは、田舎に住む両親をはじめとする親戚、気の置けない友人らも当てはまるかもしれない。

重要な「チーム」と「真摯さ」

よし、と辰平は思った。今日から俺の体は「株式会社　森岡辰平」という企業だ。そして、その事業は、俺が健康を取り戻し、もりもり仕事をすることで顧客、すなわち家族や友人らを満足させることだ。

手元にあったメモ用紙に「企業」「顧客」「家族」などの文字を書き留めながら、辰平はさらに考えを巡らせる。

では、この「株式会社　森岡辰平」の組織はどうなっているのだろう？

病院のパンフレットにも書いてあったように、糖尿病は自己管理が必要だ。つまり組織をマネジメントするのは自分自身、ということになる。じゃあ同僚となる社員は？

ともに事業＝患者の健康を目指す、という意味では、医師や看護師、管理栄養士などの医療スタッフが当てはまるだろう。食事をはじめとする日常生活の管理という点では、家事をしてくれる美琴の協力も必要だ。

医師、看護師、管理栄養士、そして家族……思いつくままに組織図を描いていく辰平。

「なんだか、会議用の資料を作っているみたいだな」

そうつぶやいて苦笑いをひとつ浮かべると、今度は不安な気持ちが頭をもたげてきた。

果たして俺に、このチームを率《ひき》いるだけの力量があるのだろうか。確かに会社では、これまでに課長、部長と管理職をこなしてきた。しかし、医療のことは専門外だ。

救いを求めるようにドラッカーの著書を開く。そこには、すべてのマネジャーが肝《きも》に銘《めい》じるべき至言が記されていた。

学ぶことのできない資質、後天的に獲得することのできない資質、始めから身につけていなければならない資質が、一つだけある。才能ではない。真摯《しんし》さである。（『エッセンシャル版　マネジメント』）

真摯さ、か――。病気についての細かい知識は後からでも学ぶことができる。いまの自分に求められるのは、ただ真摯に病気そのものと向き合うことだ。

ドラッカーの言葉を嚙《か》みしめると、辰平の心には勇気が湧《わ》いてくるのだった。

翌日。朝食の席で、辰平はようやく美琴に打ち明けた。

糖尿病と診断されたこと、これからは食事にも気をつけなければならないこと――。

美琴は黙《だま》って聞いていたが、やがてさっぱりとした口調で言った。

「最近のあなたは家にいることが多いから、変だとは思っていたんだけど、そういうことだったの……。でもまあ、すぐに命にかかわるような病気でもないんだから、そう深刻になることもないんじゃない？　わたしの親戚の雄一《ゆういち》おじさんだって、ずいぶん前から糖尿病だけど、70歳を過ぎたいまもピンピンしてるわよ」

気を遣《つか》ってそう言っているのか、それとも本当にたいしたことはないと思っているのかはわからない。ただ、こういうサバサバしたところに惚《ほ》れて、俺は美琴と結婚したんだったな。

「じゃあ、今日の晩ごはんは何がいいかしらね」

いそいそとスマホを取り出し、レシピのアプリを開く美琴。いまや「株式会社　森岡辰平」の一員となった妻の姿を、辰平はいとおしく見つめるのだった。

コラム③自らをマネジメントする

糖尿病や高脂血症（現在は脂質異常症）、高血圧などの病気（150ページ参照）は、かつて「成人病」と呼ばれていました。これらの症状は、おもに加齢が原因と考えられていたからです。

しかし1996年に、厚生省（現・厚生労働省）は成人病を「生活習慣病」と改めました。長年の研究により、糖尿病や高脂血症などは、偏《かたよ》った食事や運動不足、喫煙、過度の飲酒やストレスといった、好ましくない生活習慣によって引き起こされるリスクが高くなるとわかったからです。

そして名称が示す通り、生活習慣病は、食事を見直したり、禁煙したり、運動を心がけるなど、自らの生活を改めることで病態を改善することが可能です。そのために必要なことは、物語中で辰平さんが気づいたように、自分で自分を管理（自己管理）することです。

補足すると、ドラッカーはこのようにも言っています。

ほかの人間をマネジメントできるなどということは証明されていない。しかし、自らをマネジメントすることは常に可能である。（『経営者の条件』）

患者さんの生活習慣を医師が変えることはできません。しかし、患者さん本人の努力によって、症状はいかようにも変わります。

さらに、ドラッカーはこうも言います。

差し迫る重大な現実を見逃し、あるいは注意さえ払わないことほど危険なことはない。

（『断絶の時代』）

コラム②で指摘したように、糖尿病は放置していると脳梗塞や心筋梗塞など深刻な合併症を引き起こす恐れがあります。くれぐれも「重大な現実」を見逃さないようにしてください。

「株式会社　森岡辰平」

次の診察までの1ヵ月間、辰平は仕事の合間を縫《ぬ》って糖尿病の治療法を詳しく調べていった。「株式会社　森岡辰平」のマネジャーとして、治療方針は自ら決めたいと考えたからだ。

しかし、関連書籍や雑誌を渉猟《しょうりょう》し、ネットで調べてみても、いまひとつピンとくる治療法が見当たらない。

そんなあるとき、リビングに置いてあった女性誌を何気なく開くと、「あなたにもできる糖質制限ダイエット」という記事が目に留まった。読むと、糖質制限とは白米や麵類、イモ類といった糖質の摂取を減らし、極端な場合はまったく食べないというものだった。糖尿病は血中のブドウ糖が多くなる病気だから、そのブドウ糖の元になる糖質を摂取しない、というのはわかりやすい理屈だ。

ただ、ご飯はたいてい2杯以上食べ、麵類を食べるときも、丼ものを追加してしまう健啖家《けんたんか》の辰平にとって、いわゆる〝主食〟を減らすのは難しいように思えた。

だが、記事をさらに読み進めると、糖質を摂らない代わりに肉や魚といったたんぱく質や、卵、チーズなどは好きなだけ食べてもいいという。酒についても、ウイスキーや甲類焼酎、ウォッカ、さらに糖質ゼロであれば、発泡酒を飲んでもかまわないと書いてあった。

なんだ、ずいぶん簡単だ。これなら取引先との宴席を控えなくてもいいじゃないか。

糖質制限に興味を持った辰平は、さらにインターネットで体験談を読み漁った。なかには、糖質制限を始めてわずか1ヵ月で、空腹時血糖値が145mg／dLから120mg／dLに、HbA1cが7・6％から5・5％にまで下がった事例もあった。

すごい効果じゃないか。これに決めた。

次の診察時。辰平は主治医にまくし立てていた。

「私の場合、糖質制限ダイエットがいいんじゃないかと思うんですよ。思い切ってご飯や麺類はいっさいやめて、その代わりに肉や魚を好きなだけ食べる。これなら無理せず続けられるんじゃないかと……」

主治医は黙って聞いていたが、辰平が一通り話し終えると、苦笑いしながら言った。

「森岡さん、ずいぶん熱心に調べられましたね。治療法を調べるのは良いことだと思います。ただ、お米をいっさい食べないというのはいかがなものでしょうか。たしかに、糖質制限で効果があったという話はよく聞きます。しかしその分、たんぱく質を摂り過ぎると腎臓に負担がかかりますし、コレステロール値が上がって脂質異常症につながる恐れもあります。

森岡さんの糖尿病はまだ初期の段階ですから、まずはオーソドックスな食事療法と運動療法から始めてみてはいかがでしょうか。今日、測った血糖値をもとに、次回の診察までに管理栄養士とメニューを作っておきますから」

「はあ。そうですか」

聞け、話すな

がっかりした表情で、辰平は病院を後にした。

なんなんだ、あの医者は。自分で管理しろって言うから、俺は自分で治療法を見つけてきたんだ。それを否定するなんて、患者のやる気を削《そ》ぐ気なのか。

しかし帰宅後、いつものようにドラッカーの著書を読むうち、辰平は自らの過ちに気づいた。

ドラッカーは言っている。

専門職たる者は、自らの仕事が何であるべきか、優れた仕事とは何であるべきかを自ら決める。何を行うべきか、いかなる基準を適用すべきかについて、誰も彼に代わって決めることはできない。彼らは、誰からも監督されない。（中略）コントロールしたり統制したりすることはできない。（『現代の経営　下』）

そんなつもりはなかったのだが、どうやら自分は主治医をコントロールしようとしていたようだ。「真摯さ」の意味を少しはき違えていたのかもしれない。マネジャーのなすべきことは、彼ら専門家の能力を引き出すことだ。

別の著書には、こうも書いてあった。

人の強みと弱みについて間違って理解されていることが、対人関係の得手不得手である。多くの人が、話し上手だから人との関係づくりは得意だと思っている。対人関係のポイントが聞く力にあることを知らない。（『非営利組織の経営』）

ドラッカーは「聞くこと」をかなり重視しているのだ。別の著書では、さらに極端な言い方をしていた。

あまりに重要なことなので、原則に格上げしたいくらいである。聞け、話すな、である。（『経営者の条件』）

Listen first, Speak last――。俺自身はどうなんだ？　俺は診察のとき、一方的に自分の考えばかりを主張してはいなかったか。普段、会社で部下とコミュニケーションを取るときは、なるべく向こうの考えを聞くように心がけているはずだ。なのに、今回はすっかりその原則を忘れてしまった。病気ということで、気が急《せ》いていたのかもしれないな。これからは、もっと先生の話をきちんと聞いてみよう。

コラム④医師と患者の新しい関係

「はじめに」でも書きましたが、かつて医療の現場では、患者は医師の言う通りにすることが当然、という風潮がありました。しかし、糖尿病のように患者さん本人の自己管理が必要な病気の場合、医師は患者さんがどういう生活をして、何を希望しているのかを詳しく知っておきたいものです。その意味で、辰平さんがご自身の意見を主張されることはたいへん良いことです。

ただ、今回はさすがに一方的に話し過ぎたようです。医師と患者は同じ〝チーム〟の一員です。お互いの考えを、それぞれが理解することが必要です。

糖尿病の医師は、治療に取り組んでいると患者さんからさまざまな提案を受けることがよくあります。そんなときは、「やってみなはれ」です。食事療法にしても運動療法にしても、糖尿病のすべての人に同等の効果が期待できる食事療法や運動療法は存在しません。それなら、患者さんがやってみたいと思うことは、想定される副作用について医師に相談し、アドバイスを求めた後、ひとまずやってみるといいのです。

そこで大切になるのは、やってみた結果、どうなったのかという〝フィードバック〟を欠かさないこと。ドラッカーは言っています。

このフィードバック分析からは、いくつかの行なうべきことも明らかになる。

第一は、こうして明らかになった強みに集中することである。成果を生み出すものに強みを集中することである。

第二は、その強みをさらに伸ばすことである。フィードバック分析は、伸ばすべき技能や新たに身につけるべき知識を明らかにする。更新すべき技能や知識を教える。逆に自らの技能や知識の欠陥を教える。(『明日を支配するもの』)

患者さんが取り入れたいという治療を実践してもらい、その結果、定量評価できる対象、たとえば体重がどう変化したのか、血糖値がどう変わったのかを確認します。すると、その治療法に効果があるのかないのかがわかってきます。

さらには、意味のあるもの、世の中を変えるものでなければならない。目に見えるものであって、できるだけ数字で表せるものであってほしい。（『明日を支配するもの』）

もし効果があるのなら、それはドラッカーの言う〝強み〟ですから続けてもらう。効果がなければ、やめればいいだけです。

辰平さんの言う糖質制限も、ご飯をいっさい食べないというような極端なものでなければ試してみてもいいかもしれません。いちばん大切なのは、患者を主体にして医師とともにフィードバックを重ねることです。

食事療法は神々が見ている⁉

マネジャーの仕事は専門家の力を引き出すことだ。そのことに思い至った辰平は、次回の診察ではもっぱら聞き役に徹し、担当医の考えを理解することに努めた。

管理栄養士ともども相談した結果、まずは一般的な食事療法と運動療法を３ヵ月ほど実践し、血糖値がどう変化するのか様子をみることとなった。

マネジャーに必要なのは真摯さだ。きちんと取り組むぞ。

そう決意した辰平だったが、いざ本格的に食事療法を始めてみると、くじけそうになることもしばしばだった。

一日に必要な摂取エネルギー量は、「標準体重×一日の身体活動量」で算出される。このうち、標準体重（BMI）は「身長(m)×身長(m)×22」で求められる。身長173センチメートルの辰平の場合は、1・73×1・73×22＝約66キログラムが標準体重だ。現状は81キロだから、15キロもオーバーしていることになる。

また、一日の身体活動量は、デスクワークなど軽作業の仕事が中心の場合は25〜30kcal／kg、立ち仕事など中程度で30〜35kcal／kg、重労働では35kcal／kg以上とされている。

管理職になってからデスクワークが中心になった辰平の場合に当てはめると、66×25〜66×30となり、一日の摂取エネルギーの目安は1650〜1980kcalとなる。

エネルギー量だけでなく、栄養のバランスにも気を配らなければいけない。食物繊《せん》維《い》やビタミンを多く含む食品を多めに摂り、一日のうちでバターやドレッシングなどの脂質は20〜25％、たんぱく質は20％以下で、ご飯やパンなどの炭水化物は50〜60％とされている。

こうした条件をもとに考えられた一日のメニューは、たとえばこんな具合だ。

朝　チーズトースト1枚

ゆで卵ひとつ
大根ときゅうりのサラダ
バナナ半分
カフェオレ

昼

（美琴の作ってくれた弁当）
小さめの鮭の切り身
れんこんの酢漬け
さやいんげんのゴマあえ
こんにゃくとたけのこ、にんじんの炒め物
軽めのご飯

夜

豚肉の冷しゃぶ
焼きなす
トマトとセロリ、レタスのサラダ
ご飯１杯

一見すると品数は充実しており、満足できる内容に思える。だが、一日の食塩摂取の目安が、男性は8グラム未満（高血圧や糖尿病性腎症がない場合）と決まっているためか、どうにも味付けが薄い。パンなら1枚、ご飯は1杯しか食べられないのも辰平にはつらかった。

とりわけ気が重くなるのは、昼飯時だ。

同僚らが「あー、腹減った。今日はカツ丼でも食うか」「俺はカレーかな」などと言いながら外出するのを見送った後、鞄《かばん》からこっそり弁当を取り出す。糖尿病の治療を始めたことを内緒にしているため、部下から「あれ部長、今日は弁当ですか」と聞かれようものなら、大慌てで「えっと、俺、最近かみさんに言われてダイエットしてるからさ。腹もずいぶん出てきちゃったし」などとぎこちなく言い訳するのだった。

夜の宴席も控えた。取引先との商談は、もっぱら明るいうちに喫茶店や会社訪問の形で行うようにし、どうしても会食が必要な場合は、目をかけている部下たちに「そろそろ、おまえらも独り立ちしなきゃいかん」などと、よくわからない理由をつけて任せることにした。

しかし、時には誘惑に負けそうになる……。

ある日の晩、仕事を終えた辰平は、わき目もふらずに自宅に向かっていた。季節は夏の真っ盛りとあって、少し歩くだけで全身から汗が噴《ふ》き出してくる。

早く帰ってシャワーを浴びて、冷たいビール……いや、麦茶でも飲もう。そう苦笑しながら、自宅にほど近い商店街を歩いていると、香ばしい匂いが鼻腔《びこう》をくすぐった。

思わず匂いの元に向かって進んでいくと、何度か入ったことのあるモツ焼き店の赤ちょうちんが目に留まった。入り口は開け放たれていて、遠目にも店内の様子がうかがえる。油の染み込んだ壁には、「シロ」「ハツ」「レバー」などの品書きが貼られ、カウンターに陣取った常連客たちは美味《うま》そうにビールを呷《あお》っている。

べつに誰かが監視してるわけじゃないんだから、たまにはビールでも飲んで、モツ焼きでも食っちまうか——。そんな考えが一瞬頭をよぎる。

だが、かろうじて辰平は踏みとどまった。スマホを取り出し、あらかじめ打ち込んでおいたドラッカーのこんな一節を読み込む。

ちょうどそのころ、まさにその完全とは何かを教えてくれる一つの物語を読んだ。ギリシャの彫刻家フェイディアスの話だった。紀元前四四〇年ころ、彼はアテネのパンテオンの屋根に建つ彫像群を完成させた。それらは今日でも西洋最高の彫刻とされている。だが彫像の完成後、フェイディアスの請求書に対し、アテネの会計官は支払いを拒《こば》んだ。「彫像の背中は見えない。誰にも見えない部分まで彫って、請求してくるとは何ごとか」と言った。それ

に対して、フェイディアスは次のように答えた。「そんなことはない。神々が見ている」。（中略）今日にいたるも、私は到底そのような域には達していない。むしろ、神々に気づかれたくないことをたくさんしてきた。しかし私は、神々しか見ていなくとも、完全を求めていかなければならないということを、そのとき以来、肝に銘じている。（『プロフェッショナルの条件』）

まるでドラッカーが自分に向かって書いているようだ。もちろん、それはただの錯覚《さっかく》にすぎないことはわかっている。誰かに見られようが見られまいが関係ない。とことんやるのが真摯さというものだ。

決然と踵《きびす》を返した辰平は、迷いを振り切るように歩みを速めるのだった。

習慣が「成果」を生む

食事療法に苦しむ一方、運動療法も一筋縄ではいかなかった。

そもそも辰平は、中学時代に軟式テニス部に所属していた程度で、運動経験に乏《とぼ》しかった。

サラリーマンになってからは、接待目的のゴルフを月に1～2度やっていたが、医師によれば、その程度では充分な効果が期待できる運動療法にはならないかもしれない、と言う。

そこで辰平は、美琴が通っているヨガ教室に同行することにした。せっかくだから、夫婦で過ごす時間を増やすのもいいだろう。それは表向きの理由で、本当はひとりでやるよりも続くのではないかという本音は、美琴には言わなかった。

「一緒に行くのはかまわないけど、平気なの？　けっこうきついのよ」

美琴はそう心配したが、辰平は「おまえもやってるんだから、大丈夫に決まってるだろ」と軽口を叩いていた。

しかし実際にやってみると、ヨガは想像とはまったくちがい、かなりの体力を消耗するものだった。

クラスは1回あたり60～90分。まずは、あぐらに似たような姿勢で座り、深呼吸。続いて呼吸を意識しながら、腕を伸ばしたり、体を捻《ひね》ったり。

その後、さまざまなポーズを取っていく。四《よ》つん這《ば》いになり、猫が伸びをするように前後に動く「猫のポーズ」、胸の前で手を合わせ、片足だけで立つ「木のポーズ」などをこなしていくのだが、常に呼吸に気を配りながらポーズを取るのは辰平の想像以上にきついものだった。

なにより、気持ちが落ち着かない。ヨガ教室には男性の姿もちらほらみられるが、多くは若い女性だ。そんな女性たちに交じって四つん這いになったり、大股を開いたりするのは、どうにも照れくさかった。

自らがいかなる仕事の仕方を得意とするかは、強みと同じように重要である。実際には、強みよりも重要かもしれない。ところが驚くほど多くの人たちが、仕事にはいろいろな仕方があることを知らない。そのため得意でない仕方で仕事をし、当然成果はあがらないという結果に陥《おちい》っている。（『プロフェッショナルの条件』）

結局、辰平はひと月通っただけでヨガを断念することにした。

俺にとってヨガは、ドラッカーの言うところの「得意でない仕方」だったんだ、と言い聞かせ、別の方法を探すことにした。

次に辰平は、医師の勧めるウォーキングを取り入れることにした。毎日できるように、朝夕の通勤時に最寄り駅ではなく、自宅から1・5キロメートルほど離れた隣《となり》の駅を利用することにした。片道に要する時間はざっと20分。長い距離ではないが、いまの辰平には苦痛だった。

若いころは、一日に100件近く飛び込み営業をしたことがあった。当時は一日に10キロ近く歩いても平気だったのに、この歳になると、たった2～3キロでもつらい……。

心が折れそうになるたび、辰平はドラッカーのこんな言葉で自らを鼓舞《こぶ》した。

成果をあげる人に共通しているのは、自らの能力や存在を成果に結びつけるうえで必要とされる習慣的な力である。企業や政府機関で働いていようと、病院の理事長や大学の学長であろうと、まったく同じである。私の知るかぎり、知能や勤勉さ、想像力や知識がいかに優れようと、そのような習慣的な力に欠ける人は成果をあげることができなかった。

言いかえるならば、成果をあげることは一つの習慣である。習慣的な能力の集積である。そして習慣的な能力は、常に修得に努めることが必要である。習慣的な能力は単純である。あきれるほどに単純である。七歳の子供でも理解できる。掛け算の九九を習ったときのように、練習による修得が必要となるだけである。「六、六、三六」が、何も考えずに言える条件反射として身につかなければならない。習慣になるまで、いやになるほど反復しなければならない。（『プロフェッショナルの条件』）

イノベーションの機会とは

ウォーキング中に見る風景は、当初は新鮮に感じられた。１週間も経って辺りの景色にすっかりなじむころには、当初の新鮮さこそ失われていたが、苦痛だった距離も楽に歩けるようになっている自分を発見した。

そんなある日のことだ。いつもと同じコースを歩いていると、「通行止め」の看板が目に入った。

なんだよ……。

歩行者は通れるようになっていたので、そのまま行こうかとも思った。だが、ふと思いついた辰平はスマホを取り出し、別のルートを検索した。たまには別の道を歩くのも悪くない、と思ったからだった。

スマホの指示する道を歩いているうちに、辰平は思わぬ光景に出くわした。古びた商店街が広がっていたのだ。豆腐屋に乾物屋、和菓子屋、着物屋に下駄《げた》屋……。こぢんまりとしているが、どこか懐《なつ》かしさを感じさせる商店街だった。

へえ、東京にもこんなに古い商店が残っていたのか。思えば、いまの家に住んで10年以上経つけれど、近所をゆっくり散歩したこともなかったな。

商店街をぶらつきながら、辰平はドラッカーのこんな言葉を思い出していた。


成功にせよ失敗にせよ、予期せぬことが起こったことを知るだけで、イノベーションの機会とするには十分である。（『エッセンシャル版　イノベーションと企業家精神』）

こういうちょっとしたハプニングが、イノベーションにつながるのかもしれない……って大げさか。まあいい。せっかく風情のある商店街を見つけたんだから、今度また、美琴と一緒に来てみよう。あいつの好きそうな和菓子屋もあったしな。

気を良くした辰平は、足取りも軽やかに家路につくのだった。

コラム⑤ ひと工夫で習慣を持続

糖尿病患者にとって、食事療法や運動療法は長く付き合っていくべきものです。無理なく行っていくためには、少しずつ工夫することも大切でしょう。

たとえば、糖尿病になったからといって、絶対に甘いお菓子を食べてはいけないわけではありません。体調と相談しながら、時には食べてもいいでしょう。また、基本的にアルコールは控えたほうがいいですが、少量であれば飲んでも構わないケースもあります。希望があれば、主治医や管理栄養士にまず相談してみてください。

運動療法については、時間や場所を選ばず、いつでもどこでも、ひとりでも、できることが重要です。

最も簡単に始められるのがウォーキングでしょう。一日15〜30分を週に3日以上、行うのが目安です。まとまった時間が取れないときは、エレベーターやエスカレーターを使わずになるべく階段にするとか、いつもより遠い場所に買い物に行くなど、ちょっとした工夫で運動量を増やすことができます。

ただし、血糖値の高いときや、合併症を発症している人は運動療法が害になることもありますから、始める際には主治医に相談してください。

今回の物語では、辰平さんはかなり真面目に取り組んでいるようです。良いことですが、少し無理をしているようにも見えて心配です。

数字はウソをつかない

秋風が吹き始めたころ、辰平はクリニックを訪れていた。

「森岡さん、ずいぶんがんばりましたね！　血糖値は１１７mg／dL、ＨｂＡ１ｃは６・８％。ほぼ正常に近い値まで下がってますよ。たった３ヵ月でこれだけ良くなる患者さんも珍しい。これからも、この調子で続けてくださいね」

「それもこれも先生のご指導のおかげです。ありがとうございます」

そう謙遜してみせたものの、辰平は得意げな表情を隠せない。

なんだ、ちょっと歩いたり、食事を減らしたりすれば、すぐ数値は良くなるじゃないか。俺はいままで、糖尿病を怖がりすぎていたのかもしれないな。

それまで厳しく節制していた反動もあったのかもしれない。

慢心した辰平は、次第にもとのような不健康な生活に戻っていった。

いつまでもひとり弁当ばかり食べていては、同僚とのコミュニケーションが不足するとの思いから、再び部下たちとランチに行くようになった。再開当初は週に1度、和食中心の店を選んでいたのだが、すぐに週に2度、3度と増えていき、メニューも和食のみならず、カレーやラーメン、果ては揚げ物にまで手を出すようになってしまった。そのうち、何の躊躇《ちゅうちょ》もなくライスのおかわりを要求する始末。

それでも理由をつけて酒の席だけは控えていた。だが、忘年会シーズンに突入すると、夜の宴会にも付き合わざるをえなくなった。とりわけしつこく誘ってきたのは、五代電機の財務担当役員を務める桂《かつら》だった。

「森岡ちゃん、最近どうしたの？　全然、付き合ってくれないじゃない。具合でも悪いの？」

地方の中小メーカーだった五代電機は、10年ほど前に株式上場を果たしたのだが、その際に主幹事を務めたのは辰平の会社だった。当時は大手証券と熾烈《しれつ》な競争を展開したものだが、辰平と親しい桂の後ろ盾があったおかげで、主幹事を勝ち取ることができたのだ。その桂の誘いを無下《むげ》に断るわけにもいかない。

「桂さん、どうもご無沙汰しちゃってすみません。ちょっと忙しかったんですが、もう大丈夫です。久しぶりに行きましょう」

もとは酒豪で鳴らした辰平である。ビールだけと思っていたのに、いつの間にか日本酒、ウイスキーと杯を重ね、シメにラーメンまで平らげてしまった。

こんな調子だから、通勤時のウォーキングもいつしかサボりがちになってしまった。

明日の朝、いつもの倍、歩けばいいだろう。毎夜毎夜、酔いの回った頭でそう考えるものの、二日酔いで朝を迎えては、まともに歩くことさえままならない。

やがて年が明け、医師の定期受診の日を迎えた。しかし辰平は、前日に飲み過ぎたことを理由に、サボってしまう有り様だった。

さすがにそろそろ行かなきゃまずいな。そう思い、ようやくクリニックを訪れたのは、秋の検診から実に半年後。桜の花が散る季節になってからだった。

「森岡さん、お久しぶりですね。お忙しかったんですか」

前回の検査に来なかったことを咎《とが》めるでもなく、主治医の口調は柔らかかった。だが、検査結果が出ると、その顔つきはみるみる険《けわ》しくなっていった。

「これは……いったい何があったんですか。血糖値は250mg／dL、HbA1cは9・0％まで跳《は》ね上がっています。最初に申し上げた通り、この病気は自己管理がなにより大事なんですが……」

成果とは長期のものである

辰平はうなだれながら、言い訳するようにこの半年の生活ぶりを打ち明けた。会社には糖尿病の治療を隠しているため、食事の誘いを断り切れないこと。時には、取引先との宴席も必要なこと――。

腕を組んで聞いていた主治医が諭《さと》すように語る。

「これだけ数値が上がってしまっては、もう、食事療法や運動療法だけで数値目標を達成させるのは難しいかもしれませんね。これからは合併症の危険性もぐんと高まりますから、今後は薬物療法も視野に入れていったほうがいいかもしれません。どうしましょうか」

薬を使わずに済むに越したことはない。深く反省して、食事療法のメニューを改めて相談していると、管理栄養士からこう声をかけられた。

「今日、お話をうかがっていてよくわかりましたよ。結局、森岡さんの食事療法がうまくいかないのは、会社に病気のことを内緒にしているからではないでしょうか。付き合いがあるからって、つい余計なものを食べて、お酒を飲んでしまうことってありますよね。立場上難しいんですよね、きっと」

「そうですね……。まあ、私の場合はむしろ気持ちの問題のほうが大きいのかもしれません。思い切って打ち明けられたらいいとも思うんですが」

あいまいな返事をして、辰平は病院を後にした。


最寄り駅を降り、自宅に向かって歩いていると、庸平の姿が見えた。地元の公立中学の制服を着込み、いくぶんうつむき加減で歩いている。

辰平は小走りで近寄ると肩を叩いた。

「おう、庸平。いま帰りか」

「あ、うん」

そう言ったきり黙り込む庸平。どことなく元気がないのは、中学受験の失敗を引きずっているからかもしれない。

1年前の模試では、志望校の合格確率は80%を超えていたはずだった。しかし、その後、成績は下降線を辿《たど》り、第一志望どころか受験したすべての学校に落ちてしまったのだ。

最初のころに成績が良かったから、油断したのかもしれない。まったく、親子だからって、そんなところまで似なくたっていいのに。

帰宅すると、辰平は久しぶりに書棚からドラッカーの著作を引っ張り出した。弱った気持ちを慰《なぐさ》め、鼓舞してくれる言葉を求めていたのだ。ページを繰《く》るうち、こんな一文に目が留まった。

成果とは何かを理解しなければならない。成果とは百発百中のことではない。百発百中は曲芸である。成果とは長期のものである。すなわち、まちがいや失敗をしない者を信用してはならないということである。それは、見せかけか、無難なこと、下らないことにしか手をつけない者である。成果とは打率である。弱みがないことを評価してはならない。そのようなことでは、意欲を失わせ、士気を損《そこ》なう。人は、優れているほど多くのまちがいをおかす。優れているほど新しいことを試みる。（『エッセンシャル版　マネジメント』）

成果とは「長期のもの」か。その通りだな。

俺なりに真摯に取り組んできたつもりだった。一度、数値が良くなったからといって、すっかりいい気になってしまった。油断、慢心、思い浮かぶのはそんな言葉ばかりだ。糖尿病との闘いは一生続くんだから、長い目で見て、しっかり成果をあげることを考えなくては。

そう思いながらもう一度、先のドラッカーの一文を読み直してみると、今度は庸平のしょんぼりした姿を思い出した。

息子も同じかもしれないな。

成功一件につき九九件の失敗がある。九九件の失敗は、話題にもならずに終わる。（『エッセンシャル版　マネジメント』）

小さい頃から母親が責任をもたせてくれました。つまり失敗するチャンスをたくさんくれました。（『非営利組織の経営』）

目先の成功や失敗に囚《とら》われてはいけないんだ。ドラッカーが言うのは、本当に真摯に取り組み続けているか否かだ。ふたりとも目先の良い数値に惑《まど》わされて、大事なことを見落としていたんじゃないか。その結果が「いま」なのではないか。言い訳する前に、真摯に、そして、めげずにチャレンジし続けよ。

俺も庸平も終わっていない。まだまだこれからだ――。

コラム⑥目標の質・次元を高く

厚労省の過去の調査（「糖尿病受診中断対策マニュアル」２０１４年より）によれば、初期の糖尿病で治療を始めたものの、中断してしまう患者さんの割合は全体の１割近くに達します。その理由は、「仕事（学業）のため、忙しいから」「医療費が経済的に負担であるから」といったものから、「体調がよいから」「今通院しなくても大丈夫だと思うから」など、さまざまです。初期のうちは、それこそ〝痛くも痒《かゆ》くもない〟病気のため、甘く考えてしまうのかもしれません。しかし、これまで指摘してきたように、放置すると深刻な合併症にもつながりかねません。

では、食事療法や運動療法を長く続けるには、どうすればいいのでしょうか。私は、「目標を高く持つ」ことが大事だと考えています。

たとえば、日本糖尿病学会は、「糖尿病治療の目標」という3段階を定めています。①血糖、体重、血圧、血清脂質の良好なコントロール状態の維持、②糖尿病細小血管合併症（網膜症、腎症、神経障害）および動脈硬化性疾患《しっかん》（冠動脈疾患、脳血管障害、末梢動脈疾患）の発症、進展の阻止、③健康な人と変わらない日常生活の質（QOL：クオリティ・オブ・ライフ）の維持、健康な人と変わらない寿命の確保です（日本糖尿病学会編著『糖尿病治療ガイド2016―2017』文光堂、2016年）。しかし、これだけでは足りないと思います。この3つの目標を達成し、何を手にしたいのか、「より上位の目標」があるかどうかが大切です。

私の知る患者さんの中には、歌手やプロ野球選手がいました。彼らには常に、「もっとうまく歌いたい」とか「もっと良い球を投げたい」といった高い目標があります。その目標を実現するためには、まずは自らの体調を整えなければいけない。ドラッカーの言葉を借りれば、

「石臼《いしうす》に向かいながらも丘の上を見なければならない」（『非営利組織の経営』）。つまり、下位目標と上位目標の両方を意識しなければなりません。彼らは、実際にそうした姿勢で血糖値のコントロールに取り組んでいるのです。

ドラッカーは言います。

目標は高く設定しなければならない。ばかげているといわれない程度に。しかし、かなり頑張らなければならない程度に高く設定しなければならない。（『非営利組織の経営』）

ドラッカーの考えでは、数値目標の達成というのでもまだ視座が低いといえます。この上に、何のために健康な人と変わらないＱＯＬ、寿命を確保したいのか、人生の目的や夢など、さらに上位の目標がなければなりません。

たとえば、「子どもが自立するまでは元気に働きたい」ということでもいいですが、とにかく、達成することでほかの誰かに貢献できる、そんな目標設定が大切です。目標の中身は何でもかまいません。ただし、なるべく高く、そして長期にわたるより上位の目標を持つのがドラッカー患者学の考え方です。

優先順位をつけよ

医師から処方された薬は、インスリン分泌を促し、食後の血糖値を抑える「速効型インスリン分泌促進薬」というタイプだった。一日３回、食事の10分前に服用するように指示されていたが、決められた時間に薬を飲むことは意外に難しかった。

とりわけ困るのは、会社にいることの多い昼食時だった。辰平は、いまだ病気のことを会社に隠していた。同僚の前で糖尿病の薬を飲むわけにはいかないと、昼時になるたびにトイレの個室に籠もり、こっそりと薬を飲むのだった。

まったく情けないが、仕方ない。人事の時期も近いし、いま病気のことを会社に知られるわけにはいかないんだ――。

食事療法も再開し、毎日、弁当を持参するようになっていた。同僚には、「息子の中学は給食じゃなくて弁当なんだよ。『ひとつだけ作るのも面倒だから、あんたも持ってけ』って、かみさんがうるさくてさ」などと新しい言い訳を用意していた。

しばらくはこの調子で切り抜けられるだろう。辰平は楽観視していた。

糖尿病治療を再開して数日後。いつものようにトイレでこっそり薬を飲んだ後、デスクで弁当を広げようとしていた辰平に、部下の次長が声をかけてきた。

「部長、そろそろ行きましょう」

「え？　なんか、あったっけ」

「いやだな。今日は会議じゃないですか」

そうだった。3ヵ月に一度、取締役を交えて各部の業績について報告する日だった。まあいい。そんなに時間のかかる会議じゃない。

だが、この日の会議は珍しく長引いた。先の四半期決算の内容が良くなかったこともあり、役員らが各部長に厳しい言葉を投げかけていく。

会議ばっかりやったって意味ないだろう。内心毒づくうちに、辰平の体に異変が起こり始めた。なにやら冷たい汗が脇《わき》の下を流れ、手が小刻みに震《ふる》える。顔は紙のように白くなり、意識が朦朧《もうろう》としてくる。

「おい、森岡。森岡部長！」

大声で役員に呼ばれ、辰平は我に返った。

「は、はい」

「君のところはどうなってるんだ」

「は。前期に引き続き、堅調です。詳しくは次長からご説明いたします」

細かい報告を次長に任せると、今度は猛烈な眠気が襲ってきた。

なんだ、これは。俺の体はどうなっちまったんだ……。

「どうかされましたか」

次長がそっと耳打ちする。さすがに異変を感じた辰平は、

「すまん……ちょっとトイレに行ってくる……後は頼んだ……」

なんとかそれだけ告げ、中座《ちゅうざ》を詫《わ》びて会議室を出る。見慣れたはずの廊下が、なぜか滲《にじ》んで見えた。朦朧としながらも、辰平はひとつの言葉を思い出す。

これは……もしかすると「低血糖」ってやつか。

この日の辰平は寝坊したために朝飯を抜き、薬を服用した後も、会議の前に昼食を摂ることができなかった。悪い条件が重なったために低血糖状態に陥ったのだ。

とにかく糖分を摂らなければ。何かないか……。

廊下を進んでいくと、隅《すみ》に自動販売機が見えた。ふらつきながらたどり着き、倒れ込むようにオレンジジュースのボタンを押す。自販機わきに設置されたベンチに腰掛けると、辰平は少しずつジュースを口に含んだ。

10分ほど経って、次第に意識がはっきりしてきた。危ないところだった。

たまたま通りかかった部下が、ベンチに佇《たたず》む辰平に声をかける。

「部長、ジュースなんか飲んでどうしたんです。ビールじゃないんですか」

そんな軽口に応じる余裕もない。辰平は、ただ黙ってベンチに座り込んでいた。

その夜、自宅に戻った辰平は、深く考え込んでいた。

俺はいままで、出世の妨《さまた》げになるとの思いで病気のことを会社に隠していた。しかし、もう限界だろう。今日はすんでのところで助かったが、低血糖は放っておくと、昏睡《こんすい》状態に陥ることもあるっていうじゃないか。もしまた低血糖になったら、今度はヤバいかもしれない。

そう思いながら、机の上に置かれたドラッカーの著作を開き、1年ほど前に読んだ一節を再読した。


目標を設定するには三種類のバランスが必要である。すなわち、①利益とのバランス、②近い将来と遠い将来との間のバランス、③他の目標とのバランスすなわち目標間のトレードオフ関係である。

何もかもできる組織はない。金があっても人がいない。優先順位が必要である。あらゆることを少しずつ手がけることは最悪である。いかなる成果もあげられない。(『エッセンシャル版　マネジメント』)

俺はいままで、「出世」という目標と、「自分の健康」という目標を同時に目指していた。しかしドラッカーの言う通り、あらゆることを少しずつ手がけても、成果はあがらない。そろそろ優先順位をつけ、「自分の健康」という目標を第一に定めなければならないのかもしれない。

コラム⑦低血糖の正体

低血糖とは、糖尿病の薬が効き過ぎ、血糖値が極端に低くなる状態のことです。一般に、血糖値が70mg／dL以下まで下がると、冷や汗、動悸《どうき》、手の震え、顔面蒼白《そうはく》といった交感神経症状が現れます。そして50mg／dL程度になると、頭痛や目のかすみ、眠気、悪心などの中枢神経症状が起こります。さらに下がって血糖値が50mg／dL以下になると、けいれんや昏睡状態に陥ることもあります。

こうした症状が現れたら、すぐに糖質を補給する必要があります。栄養補助食品を食べたり、スティックシュガーを舐《な》めるなどの方法もありますが、手っ取り早いのはジュースを飲むことです。ただ、清涼飲料水にはブドウ糖を含まないものもあるので注意してください。

低血糖は、辰平さんのように食事を摂るタイミングが遅れて起こるほか、食事の量が少なかったり、長時間、激しい運動を行ったり、入浴することで起こることもあります。

自動車やバイクなど乗り物の運転中に低血糖が起こると、他人も巻き込んだ大事故に至る恐れもあります。糖尿病の患者さんは、くれぐれも低血糖対策を怠《おこた》らないようにしましょう。

「頼んで」みよう

そして迎えた週初めの部内会議。各部員の報告が終わったところで、辰平は切り出した。

「ちょっといいか」

何ごとかと部下たちの視線が集まる。辰平はやや躊躇したが、意を決して打ち明けた。

「私事で恐縮なんだが、これまで黙っていたが、私は昨年の健康診断で糖尿病と診断された。治療にあたっては食事が制限され、薬も飲まなければならない。これからはみんなと気軽に飲みに行ったり、昼飯に行ったりすることは難しくなると思う。取引先との夜の宴席も控えなければならないだろう。その分、君たちには迷惑をかけるかもしれない。申し訳ないが、どうかよろしくお願いします」

一気に言い切って頭を下げると、辰平はしばらくそのままの姿勢で動けずにいた。

この部署は、社内でも将来を嘱望《しょくぼう》された優秀な社員が集まっている。もうこれからは、病気で満足に働けない部長の指示など聞いてくれないだろう――。

だが、恐る恐る顔を上げると、部下たちは意外な言葉をかけてくれた。若手社員が言う。

「そうだったんですか。このごろの部長は、ときどき思いつめたような顔をされていたんで、何か重い病気なんじゃないかって、みんな心配してたんですよ。でも、糖尿病と聞いて安心しました。この前、新聞で読んだんですが、いまは糖尿病の患者が1000万人もいるそうじゃないですか。ありふれた病気ですし、そんなに深刻になることもないでしょう」

次長も続く。

「そうですよ、部長。誰も迷惑だなんて思ってませんから、安心してください。宴会好きな取引先といえば五代電機の桂さんですが、あの人なら僕がお相手しますから大丈夫です」

女性社員はこんな提案をしてくれた。

「部長のお弁当って、すごくヘルシーですよね。奥さんが作ってるんですか？　今度、私も作り方を教えてほしいな。そうだ、これからは週に一度、みんなでお弁当を食べるというのはどうでしょう」

期せずしてかけられた温かい言葉に、辰平の胸が熱くなっていく。

俺は闘病にあたって、自分の体を「株式会社　森岡辰平」という企業に見立て、そのメンバーは医療スタッフや家族だと思い込んでいた。しかし、どうやらそれは間違っていた。目の前にいる会社の部下たちもまた、「株式会社　森岡辰平」のメンバーだったんだ。

同時に、彼らは「顧客」ともいえる。部長である自分が糖尿病をこれ以上、悪化させて業務に支障を来《きた》せば、部下たちにも迷惑がかかってしまうからだ。

さまざまな思いで胸が一杯になっていた辰平に、部下が冷やかしの言葉をかける。

「部長、どうしたんですか黙り込んで。もしかして、感動しちゃいました?」

ようやく辰平は頬《ほお》を緩《ゆる》めた。

「バカヤロー。おまえはいつもひとこと多いんだよ。さあ、仕事に戻るぞ!」


共に働く人たちのところに行って、自らの強み、仕事の仕方、価値観、目標を話してみるならば、返ってくる答えは、必ず、聞いてよかった、どうしてもっと早く言ってくれなかったか、である。しかも、それでは、あなたの強み、仕事の仕方、価値観、目標について知っておくべきことはないかと聞くならば、ここでも、どうしてもっと早く聞いてくれなかったかである。

知識労働者たる者はすべて、部下、同僚、チームのメンバーに、自らの強みや仕事の仕方を知ってもらう必要がある。自分が読み手ならば書いてくれるよう、聞き手ならば話してくれるよう頼んでよい。事実、頼んでみれば、よく言ってくれた、助かる、どうして早く言ってくれなかったのか、との反応がある。(『明日を支配するもの』)

予期せぬ失敗とイノベーション

辰平の〝闘病宣言〟から1ヵ月ほど経つと、部署には変化がみられるようになった。

辰平の部下たちは優秀ではあるものの、どちらかといえば「指示待ち」のタイプが多かった。しかし、指示を与えてくれていた部長は病気になった。自分の仕事は自分でマネジメントしなければ、誰かが先に進めてくれることはない。そう気づいた部下たちがそれぞれ、自発的に仕事に取り組むようになっていったのだ。

「部長、五代電機の増資の件、うちが引き受けることになりました！」

「あのディール、アプローチを変えてみました。ライバル会社を出し抜いてやりましたよ。嫌みな担当の唖然《あぜん》とした表情を部長にも見せたかったなあ。……部長に頼らないで、僕にもできましたよ！」

次々に飛び込んでくる部下たちの報告を頼もしく聞きながら、辰平はドラッカーのこんな言葉を思い出していた。

これからは、誰もが自らをマネジメントしなければならない。自らをもっとも貢献できる場所に置き、成長していかなければならない。(『プロフェッショナルの条件』)

仕事は「やらされるもの」ではなく、「自ら作り育てるもの」へと、彼らの中で定義付けが変わった。彼らの仕事ぶりが積極的になる一方で、健康に対する職場の意識も高まった。女性社員が提案した週に一度の「お弁当の日」には、部下たちが弁当を持ち寄り、どれがいちばんヘルシーかを競った。外食の際は和食を中心にし、いつの間にか「大盛り禁止」が部内の合い言葉になった。

辰平を早めに帰宅させようと、各自がスピーディな仕事を心がけた結果、部全体の残業時間も大幅に減った。早めに退社した部下たちは、スポーツクラブで汗を流したり、英会話学校に通ったりと、有意義な時間を過ごしている。

そして辰平はといえば、早めに帰宅してはドラッカーの勉強に勤《いそ》しんでいた。近頃、研究しているのは「イノベーション」についての考え方だ。ドラッカーは言っている。

具体的には、イノベーションの機会は七つある。（中略）まず第一が予期せぬことの生起である。（『エッセンシャル版　イノベーションと企業家精神』）

イノベーションなる言葉は、技術用語ではない。経済用語であり社会用語である。イノベ

ーションをイノベーションたらしめるものは、科学や技術そのものではない。経済や社会にもたらす変化である。（中略）イノベーションが生み出すものは、単なる知識ではなく、新たな価値、富、行動である。（『エッセンシャル版　マネジメント』）

――俺のケースに当てはめてみると、糖尿病のことを告白したことで、部内に健康を大事にするという「新たな価値」と、自発的に仕事に取り組むという「新たな行動」が生まれた。

それにしても、こんなに部下たちが成長してくれるのなら、もっと早く病気のことを打ち明ければよかったかもしれないな。

少し前までは、かたくなに糖尿病のことを隠していた辰平だったが、いまとなってはそう思えるほど、気持ちにゆとりが生まれていた。

面白いことに、それまで大勢の者を悩ませていた問題のほとんどが、表に出たとたんに消える。私の友人は、そのような問題を靴の中の小石と呼んでいる。あらゆる関係を双方向のものにしたとき、あらゆる問題が靴の中の小石でしかないことが明らかになる。（『非営利組織の経営』）

外に出て、見て、問いなさい

さらにふた月ほど経過し、糖尿病と診断されてから2度目の夏を迎えた。

部下たちの成長もあって時間に余裕のできた辰平は、思い切って通常の夏休みに有給休暇を加え、2週間の長期休暇を取ることにした。かねてから医師に勧められていた「教育入院」に参加するためだ。

教育入院とは、糖尿病患者が医療機関に入院し、改めて病気について学ぶとともに、食事療法や運動療法の効果的な方法を指導してもらうというものだ。かかる費用は高額療養費制度（ひと月の医療費に自己負担限度額を定め、上限額を超えた分が払い戻される制度）を利用しても約8万円と決して安くはないため、当初は気乗りしなかった。だが、ドラッカーのこんな言葉に背中を押されたのだった。

石臼に向かいながらも丘の上を見なければならない。（『**非営利組織の経営**』）

俺にとっての「丘の上」とは、健康だ。8万円は惜《お》しいが、入院することで病気についての理解が深まるなら、無駄にはならないだろう。

そう考えて決断したのだが、実際に入院してみると、その効果は辰平の予想以上だった。

一日のスケジュールはこうだ。

朝は6時に起床、30分後に血糖値測定と体重測定。

7時に朝食を摂り、10時からは病気の仕組みや治療法についての学習会。

11時30分に血糖値を測定し、12時に昼食。

13時30分から運動療法を行い、15時からは管理栄養士による食事療法の指導。

16時30分に血糖値を測定し、18時には夕食。

食後に医師や看護師らと面談し、21時に血糖値を測定した後、就寝。

食事はすべて管理栄養士が考案したもので、メニューは多彩だった。ご飯は自分で量《はか》るきまりになっていたので、どの程度が自分にとっての適量なのか、体感的に覚えることができた。糖尿病の原因に始まり、合併症の予防法、外食の摂り方やアルコールとの付き合い方、薬の効果に至るまで詳しく知ることができた。

右のスケジュールで見たように、血糖値をこまめに測定することで一日の血糖値の変化もよく理解できた。

なにより収穫だったのは、同じ糖尿病の仲間ができたことだった。少しでも食事をおいしくするためにどんな工夫ができるのか、運動療法で飽《あ》きないためのコツはなにか、といった話題から、はては医師や看護師の評判まで、話は多岐《たき》に及んだ。

長期の入院を要するため、参加者は高齢者ばかりかと思っていたが、辰平と同年配の男性も何人かいた。ただ、働き盛りの年齢とあって、いずれも1週間の短いコースを選んでいた。

「森岡さんは2週間のコースですか。よく会社が認めてくれましたね。私の勤め先なんか、1週間でも上司にいやな顔をされましたよ」

ウォーキングで一緒になった人からそう羨《うらや》ましがられ、辰平はしみじみ思うのだった。

俺は恵まれている。さすがに2週間も休めないだろうと思っていたが、部下たちは快《こころよ》く送り出してくれた。あいつらの厚意に報《むく》いるためにも、しっかり良くならなきゃな。

入院前の辰平は空腹時血糖値が、平均すると160mg／dL、HbA1cは7・5％くらいだった。しかし退院するころには、空腹時血糖値が120mg／dL、HbA1cは7・0％にまで下がっていた。辰平はその効果に驚いた。

イノベーションを行うにあたっては、外に出、見、問い、聞かなければならない。このことは、いかに強調してもしすぎることがない。（『プロフェッショナルの条件』）

顧客のニーズを知るためのドラッカーの言葉だが、辰平には、いまの自分にこれ以上相応《ふさわ》しいものはないように感じられた。

ひとりで闘病していても、ここまで劇的に良くはならなかっただろう。外に出て、いろいろな人に会って話を聞くことも大事なことだ。フィードバックの大切さは、ドラッカーが何度も書いている。そういえば、病院には糖尿病の「患者会」があると言っていたな。こんど参加してみよう——。

コラム⑧教育入院のメリット

糖尿病の患者さんは教育入院をすることで、外来ではできないさまざまな検査を行うことができます。

たとえば、「蓄尿検査」。これは、一日24時間のうちに排出される尿をすべて溜《た》め、その成分を詳しく調べることで、腎臓の機能やインスリン分泌量を算出するというものです。

また、教育入院中は糖尿病のみならず、ほかの病気がないかどうか検査しますから、体全体のメンテナンスを行うことができるといえます。

物語の中で辰平さんも気づきましたが、同じ病の患者さんと知り合うことができるのも、教育入院のメリットです。

「〝何〟が正しいかだけを考えるようにし、〝誰〟が正しいかを考えない」ことの大切さにドラッカーはたびたび触れています。逆にいえば、私たちがそれだけ「誰が言っているか」でものごとを判断しがちだということです。

これはある意味、ドラッカーの言葉の〝裏読み〟ですが、そのため患者さんは、医療関係者や健康な人の「正しい」言葉を受け入れられなくなることも時として起こります。そんなとき、同じ病気の患者さんとの出会いがきっとあなたの助けになります。

ドラッカーはこうも言います。

すなわちコミュニケーションが成立するには、経験の共有が不可欠だということである。

（『エッセンシャル版　マネジメント』）

糖尿病患者の気持ちは、同じ糖尿病の患者さんがいちばんよくわかります。患者が本当に知りたいことが何であるかをわかるのも、同じ立場の患者さんたちです。同じ病と闘う人たちと語り合うことで、病気に対する知識も深まりますし、一緒にがんばろうという気持ちも湧いてくるのです。

凡人をして非凡なことを行わせよ

木々が色づき始めたころ、辰平は郊外の森林公園を歩いていた。糖尿病の患者会が主催する〝ウォークラリー〟に参加したのだった。

ウォークラリーには患者だけでなく、家族や友人らも参加できるとあって、小学生から高齢者まで、さまざまな年齢の人々がそれぞれのペースで歩いていた。

辰平の隣には、来年80歳を迎えるという年配の男性が歩いていた。辰平と同じ50代前半で発症したものの、うまく自己管理することで、いまも生活に支障はないという。

「へえ、じゃあ30年近くも糖尿病をコントロールしてきたわけですか。すごいな。病気と長く付き合うコツはあるんですか」

辰平がそう尋ねると、男性は穏やかに言った。

「あまり思いつめないことが大事でしょうね。人間、つい食べ過ぎることもあれば、運動したくない日だってある。そういうときは無理せずに休めばいいんです。『今日、休んじゃったからもうダメだ』なんて腐らずに、『明日からまたがんばればいい』と気持ちを切り替えることも、この病気と付き合ううえでは大切だと思いますよ」

大先輩の言葉に深く頷《うなず》く辰平。すると、背後から声がかけられた。

「おーい、森岡ちゃん。ちょっと待ってよ。速い、速いよ」

声の主は、五代電機の桂だった。かねてから肥満を気にしていた桂は、辰平が糖尿病治療にウォーキングを取り入れていることを話すと、自分も一度試してみたい、と今回のウォークラリーに参加したのだった。

ようやく追いついた桂は、すっかり広くなった額をタオルで拭《ぬぐ》いながら言った。

「いやあ、森岡ちゃんは歩くのが速いねえ。あ、いけね。もう〝森岡ちゃん〟なんて、馴《な》れ馴れしく呼んじゃいけないな。なんてったって、役員さんになったんだもんね」

〝闘病宣言〟以来、仕事の効率化を進めた辰平の部署は、その後も順調に業績を伸ばした。同時に、残業時間を大幅に減らしたことで、部員たちの体調も格段に良くなった。

そんな〝マネジメント〟の手腕を高く評価された辰平は、労務担当の取締役に抜擢《ばってき》されたのだった。

辰平はかつて、優先順位をつけ、出世はあきらめたはずだった。結果としてこうなったのは自分でも不思議だったが、いまならわかる。本当の目標は、「健康になること」ではなかった。「健康を取り戻して、周囲に貢献《こうけん》すること、誰かのためになること」だったのだ、と。地位とは名刺の肩書のことではなくて、〝それ〟を実行するためにあるものなんだ——。

「いやだな、桂さん。これまで通り〝森岡ちゃん〟と呼んでくださいよ。いまの私があるのも、桂さんをはじめ、周りのみなさんのサポートがあってのことですから」

言いながら、辰平はドラッカーの言葉を思い出していた。

組織の目的は、凡人をして非凡なことを行わせることにある。天才に頼ることはできない。天才はまれである。あてにできない。凡人から強みを引き出し、他の者の助けとすることができるか否かが、組織の良否を決定する。（『エッセンシャル版　マネジメント』）

俺のように意志の弱い人間が、これまでどうにか糖尿病の悪化を抑えることができたのも、医療スタッフ、家族、それから職場の仲間たちという「組織」の支えがあったからだ。感謝しなくちゃいけない。

そう感慨にふけっていると、「遅いよ、父さん。先に行くよ」と、息子の庸平が脇を走り抜けていった。受験に失敗し、公立中学に進学した庸平は、しばらくの間は目標を失ったように見えた。だが、たまたま入った陸上部で長距離走の魅力に目覚め、いまでは走ることに夢中になっている。

すっかりたくましくなった息子の後ろ姿を見て、辰平も気合を入れ直す。

「さあ、桂さん、行きましょう」

ゴールには、今日も腕によりをかけて弁当を作ってくれた美琴が待っている。しっかり前を見据《みす》えると、辰平は力強く歩み始めた。

コラム⑨健康経営

経済産業省は、高齢化社会において、社員の健康こそが生産性向上のカギになるという視点で「健康経営」をプロモーションしています。左図に示したように、従業員の健康保持・増進の取り組みが、将来的に収益性などを高める投資であるとの考えの下《もと》、健康管理を経営的視点から考え、戦略的に実践することが健康経営なのです。

本章で見た辰平さんの取り組みは、まさにそれを地で行っているともいえます。

健康診断の受診率やその後の対応、メンタル障害の予防、残業時間がひと月に100時間を超えると健康に障害が起きやすいという視点で、残業時間の抑制、有給休暇の取得の向上などに取り組んでいる会社が増えてきています。ちなみに、J&J（ジョンソン・エンド・ジョンソン）グループが世界250社、約11万4000人を対象に健康教育プログラムを提供し、投資に対するリターンを試算したところ、健康経営に対する投資1ドルに対して、3ドル分の投資リターンがあったとされています（「儲かる『健康経営』最前線」ニューズウィーク誌2011年3月2日号）。

「健康経営・健康投資」とは

●健康経営とは、従業員の健康保持・増進の取り組みが、将来的に収益性などを高める投資であるとの考えの下、健康管理を経営的視点から考え、戦略的に実践すること。

●健康投資とは、健康経営の考え方に基づいた具体的な取り組み。

●企業が経営理念に基づき、従業員の健康保持・増進に取り組むことは、従業員の活力向上や生産性の向上などの組織の活性化をもたらし、結果的に業績向上や組織としての価値向上へ繋がることが期待される。

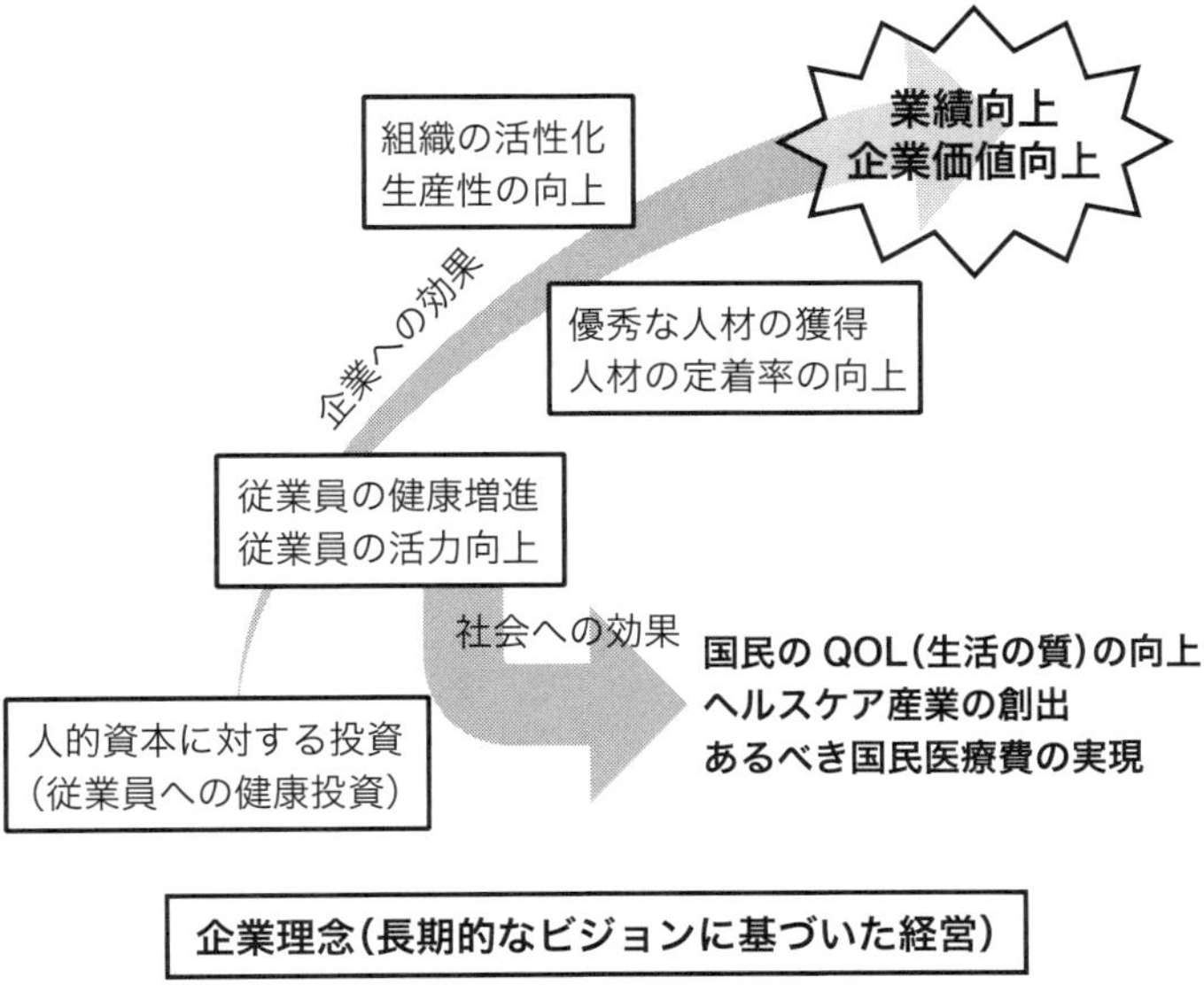

出典：経済産業省

第2章　患者がイノベーションを起こす

現実を認識できるか？

コップに「半分入っている」か「半分空である」かは、実体ではなく認識が決定する。体験が決定する。（『エッセンシャル版　イノベーションと企業家精神』）

コホン、コホン、コホン。コッホ、コホ、コホコホ……。

めでたいはずの正月だというのに、大下信吾《おおしたしんご》は苦しそうに咳《せ》き込んでいた。

「ちょっと大丈夫？　お父さん、ずいぶんつらそうだけど」

心配そうに声をかけたのは、ひとり娘の香奈《かな》だ。近くに住んでいるため、香奈はしょっちゅう実家に顔を出しているが、この日は夫の博《ひろし》を伴って年始のあいさつに訪れていた。

「いや、大したことたねえ。ちょっとこのごろ咳《せき》が続いてな」

香奈は顔を曇らせる。

「咳が続くって、いつからなの？」

「2〜3週間くらい前からかな。なに、風邪でも引いたんだろ」

眉間にしわを深く寄せた香奈は、さらに強い口調で言う。

「ちょっと、なんで早く言わないの。3週間も咳が続くなんて、普通じゃないでしょう。何か深刻な病気かも……」

香奈の表情は真剣だったが、信吾は取り合わない。

「バカ言え。ただの風邪だって言ってんだろ。正月早々、縁起でもねえこと言うな」

「そんなに甘く見て、手遅れになったらどうするの！　お母さんのときだって……」

言いかけて香奈は口をつぐんだ。香奈の母、すなわち信吾の妻である志津子《しずこ》は、10年ほど前に乳がんを発症。手術をしたものの、発見が遅かったためにがんを取り切れず、肺に転移した後、亡くなったのだった。

「うるせえ！　正月から嫌なことを思い出させるんじゃねえ」

つらい記憶を振り払うように、思わず信吾も声を荒《あら》らげる。

せっかくのおせち料理に箸《はし》も付けず、無言で睨《にら》み合う信吾と香奈。

気まずい沈黙はしばらく続いたが、やがてとりなすように博が口を開いた。

「まあまあ、お義父《とう》さん。ここはひとまず医者に診てもらってはいかがですか。いちおう調べてもらって、風邪なら風邪だった、で済むわけですから。たとえば、ドラッカーはこう言っています」

未来を語る前にいまの現実を知らなければならない。なぜならば常に現実からスタートすることが不可欠だからである。（『産業人の未来』）

ソフトウェア開発企業に勤める博は、将来の起業を目指して経営に関する本を読み漁《あさ》るうち、ドラッカーに出会い、その思想にどっぷりはまった〝ドラッカリアン〟だった。

「自分が思っていることと現実が常に一致しているとはかぎらないものなんですよね。思い込みで見ているっていうか。まずは自分の体に何が起こっているのか〝現実〟を知ることから始めましょうよ」

博の助言に、信吾は苦笑する。

「なんだ博、またドラッガーかい。おまえさんがその先生を尊敬するのは勝手だけどな、俺の体には何の関係もねえだろ。何でもかんでもドラッガーにこじつけやがって」

「お義父さん、ドラッ〝ガ〟ーじゃなくてドラッ〝カ〟ーですよ。彼は〝マネジメントの父〟と呼ばれていて、経営学の神様みたいな存在ですが、その思想は経営にとどまらず、文学や美術、哲学にまで及んでいます。僕は、彼の考え方は健康管理にも応用できるんじゃないかと思っているんです」

ふん、と信吾はそっぽを向いて言う。

「なんだか知らねえけどな。咳なんか放っときゃ治るってんだよ。そろそろ工場も始まるし、医者に行くほど俺はヒマじゃねえんだ」

下町育ちの信吾は、高校卒業後、いくつかの職業を転々とし、30歳を前に自動車修理工場に就職。50代のころは現場責任者を任されていた。3年前に定年退職したが、その後もアルバイトとして週に3日ほど同じ工場で働いていた。

「仕事っていったって、いまはバイトなんだから、医者に行く時間くらい十分あるでしょ!」

見かねた香奈が一喝《いっかつ》すると、博も続く。

「そうですよ、お義父さん。ドラッカーもいいことを言ってましたよ。えっと、どれだったかな……」

ドラッカーの名言を書き留めた手帳をめくり始める博の姿を見て、信吾はたまらずに言った。

「わかった、わかった、医者に行くよ。それでいいだろ。おまえらにワアワア言われるのはもうたくさんだ!」

変化は機会と見なすべきもの

松が取れると、信吾はここ二十年来、世話になっている近隣の診療所を訪ねた。

ま、風邪薬でももらえば治るだろう——。

そう軽く考えていたのだが、なじみの老医師はいつにもまして仔細《しさい》に診察し、念のためと胸部のX線（レントゲン）撮影まで行った。

画像を見つめながら、老医師はしきりに首を捻《ひね》る。

「うーん。レントゲンを見る限り、特段の異状は認められないね」

時間のかかる診察にすっかり退屈した信吾が、あくびまじりに言う。

「そうでしょう、先生。だから、ただの風邪だって。薬を出してくれりゃいいんですよ」

「侮《あなど》ってはいかんぞ、大下君。３週間も咳が続くなんて、明らかにおかしい。レントゲンだと小さい腫瘍《しゅよう》は映らないこともあるし、いちど大きな病院で胸のＣＴ（コンピュータ断層撮影）検査を受けたほうがいいだろう。紹介状を書いてあげよう」

思わぬ言葉に信吾が慌《あわ》てる。

「えっ。腫瘍ってなんですか。ぶっそうなことを言わないでくださいよ、先生」

「それがあるかどうかもまだわからんから、検査を受けるように言っているんだ。必ず行ってください。いいね」

「はあ。じゃ、行ってみます」

老医師の気迫に圧《お》されてそう答えたものの、信吾はなかなか検査に行こうとしなかった。大きな病気かもしれないという不安はあったが、紹介された総合病院は志津子が亡くなった場所だったこともあり、足を向ける気にならなかったのだ。

数日後、心配した香奈が再び実家を訪ねてきた。信吾がこれまでの経緯を話すと、香奈は呆《あき》れたように言った。

「お母さんが死んだ場所だから行きたくないですって？　なに子どもみたいなことを言ってるの。この辺りじゃ、大きな病院はあそこがいちばん近いんだから、行くしかないでしょう。それにお父さんだって、いまのままじゃ不安でしょう？　ドラッカーはこう言っているのよ」

変化への抵抗の底にあるものは無知である。未知への不安である。しかし、変化は機会と見なすべきものである。変化を機会として捉えたとき、初めて不安は消える。（『エッセンシャル版　マネジメント』）

「お父さんはいままで大きな病気にかかったことはなかったけど、もう歳なんだし、体はどんどん変化しているのよ。検査に行かないってことは、その変化に抵抗しているということでしょう。むしろこの際、変化を〝機会〟として考えなきゃ。ひとまず精密検査を受けてみて、問題があるなら治せばいい。見方を変えれば、これはお父さんが長生きするためのチャンスなのかもしれないでしょ」

香奈の口から出た言葉の数々に、信吾は驚く。

「おいおい、博だけじゃなく、おめえまでドラッガーを持ち出すのかよ。勘弁してくれよ」

「ド・ラッ・カー！　ダメよ。私ね、お父さんの〝健康マネジャー〟になるって決めたんだから」

そう宣言しながら、香奈は再び10年前を思い出していた。

あのとき。首をかしげながら胸のあたりを擦《さす》っていたお母さんに、早く精密検査を受けるように勧めておくべきだった。「何でもないわ。この前の健康診断では問題なかったし」という言葉を真に受け、それ以上は何も言わなかった。そのせいで乳がんの発見が遅れ、ようやく精密検査を受けたころには、がんはリンパ節まで転移していた。

もう二度と、あんなつらい思いはしたくない――。

咳が続くという信吾の話を聞き、香奈は今度こそ自分がなんとかしなければいけないと思っていた。だが、信吾はいつまでも自分を子ども扱いするばかりで、まともに言うことを聞こうとしない。

どうすればわかってくれるのかと悩んでいるとき、「お義父さんの健康をマネジメントするのに役立つかもしれないから、読んでみたら」と、博が差し出してくれたのがドラッカーのいくつかの著作だった。

さっそく開いてみたものの、すんなりと香奈に理解できる内容ではなかった。

短大を卒業後、地元の建設会社で事務の仕事をしている香奈にとって、「経営」や「マネジメント」とは会社の社長や重役が考えることであり、自分には縁のないことだった。それを一から学んだうえで、父の〝健康〟に応用するというのは、とても自分にできることではないように思えた。

それでも、父の気持ちを変えるための良い言葉があるかもしれないと読み進めるうち、こんな一節に出会った。


企業の目的と使命を定義するとき、出発点は一つしかない。顧客である。（中略）顧客を満足させることこそ、企業の使命であり目的である。（『エッセンシャル版　マネジメント』）

私を企業のマネジャーだと仮定すれば、「顧客」とはお父さんのことね。お父さんを「満足させる」って、なんだろう？　正直、いまはまだよくわからないけど、お母さんのときのようにはさせない。それが私のマネジャーとしての使命なんだ。

香奈はそう決意し、信吾のもとを訪れたのだった。

だが、そんな香奈の思いも届かず、この日も信吾は「検査に行かない」と繰り返すばかりだった。

「レントゲンで何もなかったんだから、もういいんだよ。おまえは心配しすぎだ」

「どうしてわかってくれないのっ」

またしても物別れに終わり、香奈は力なく実家を後にするのだった。

「何が正しいか」を考える

ところが数日後。香奈のもとに、信吾から電話がかかってきた。

「おう香奈か。考えたんだけどよ、俺、精密検査に行くことにしたよ」

「あら、そう！　良かった」

香奈は安堵《あんど》しつつも、急な展開を訝《いぶか》しく思った。

「それにしても、お父さんあれほど嫌がっていたのに、どうして気が変わったの？」

「いやな、仕事場で咳が止まんねえって話をしてたら、早く検査しろって、史子《ふみこ》さんがうるさくてな」

「えっ。フミコさんって誰？」

「あ、いや、工場で経理をやってるおばちゃんだよ。何年か前に旦那《だんな》さんを肺がんで亡くしてるんだけど、やっぱり咳が続いてたんだって。それ聞いたら、なんだか怖くなっちまってよ」

「そうだったの。何にしても検査に行くのはいいことね。結果が出る日がわかったら教えてよ。私もついていくから」

「来なくていいよ。ガキじゃねえんだから」

「いいからいいから、とにかく教えてね。じゃあ」

電話を切ってからしばらく、香奈は複雑な心境だった。

なによ。私があんなに言っても聞かなかったくせに。職場の人に言われたらすぐ検査に行くなんて。

腹立たしい思いを鎮《しず》めようと、香奈はドラッカーの著作を開いた。すると、こんな一文が目に留まった。


決定においては何が正しいかを考えなければならない。やがては妥協が必要になるからこそ、誰が正しいか、何が受け入れられやすいかという観点からスタートしてはならない。

（『経営者の条件』）


そっか。ドラッカーは「何が正しいか」を考えろと言っているけど、お父さんは「誰が正しいか」で判断したんだ。お父さんたら、私より職場の人を信頼しているのね……。健康マネジャーとしては寂しいけど、仕方ないか。いまは検査に行ってくれるだけで良しとしなきゃ。

専門家のアウトプットを翻訳する

雪がちらつくほど冷え込んだ2月半ば、信吾はCT検査の結果を聞くために総合病院の待合室にいた。傍《かたわ》らには香奈がいる。

「おまえまで来なくたっていい」と信吾は拒《こば》んだが、香奈はドラッカーのこんな言葉を読み、会社を早退して駆《か》けつけたのだった。

専門家は専門用語を使いがちである。専門用語なしでは話せない。ところが、彼らは理解してもらってこそ初めて有効な存在となる。彼らは自らの顧客たる組織内の同僚が必要とするものを供給しなければならない。

このことを専門家に認識させることがマネジャーの仕事である。組織の目標を専門家の用語に翻訳してやり、逆に専門家のアウトプットをその顧客の言葉に翻訳してやることもマネジャーの仕事である。(『エッセンシャル版　マネジメント』)

お父さんは難しい話が苦手なうえに、口下手なんだから、私が間に入って医者の言うことを通訳してあげなくちゃ。

そう意気込んで来たものの、いざ病院に着くと、香奈は重苦しい気持ちになっていた。隣《となり》に座る信吾もいくぶん緊張しているのか、一言も発せず、ぼんやりしていた。

やがて、「大下さん、どうぞ」と声がかかり、ふたりは診察室に入った。

担当医と軽くあいさつを交わすと、香奈は鞄《かばん》からノートとボールペンを取り出した。医師の言葉を漏《も》らさず記録しておくためだ。

香奈の準備ができたところで、担当医はモニターを見せながら説明を始めた。

「これが、先日のＣＴ検査の画像です。ここに小さいですが影がありますね。これは初期の肺がんの可能性が高いです。気管支鏡検査をしましょう」

告知のとき

気管支鏡検査を行い、さらにその１週間後、信吾は結果を聞きに再び香奈とふたりで病院を訪れた。

「やはり、がんでした」

何のためらいもなく、医師は単刀直入《たんとうちょくにゅう》に言った。

「えっ。がんですか……」

ある程度、予想していたとはいえ、改めて医師の口からはっきりがんとの言葉を聞かされた香奈は動揺し、思わずペンを落としそうになる。傍らの信吾は黙ったまま、固まったようにモニターを凝視している。

いけない。私がしっかりしなくちゃ。

気を取り直し、香奈はボールペンを握り直した。一呼吸置いて、医師が続ける。

「大下さんの場合は、『肺門型肺《はいもんがた》がん』で、組織型による分類は『扁平上皮《へんぺいじょうひ》がん』という種類です」

初めて聞く用語に戸惑ったが、香奈は担当医に言葉の意味を聞きながら懸命にメモを取っていった。

その説明によれば、肺がんは発生部位別に、中心付近の太い気管支にできる「肺門型」と、気管支の末端付近にできる「肺野《はいや》型」(もしくは「末梢《まっしょう》型」)に大別される。

組織型により分類すると、細胞が小さく、転移しやすい「小細胞肺がん」と、それ以外の「非小細胞肺がん」に分けられる。このうち非小細胞肺がんは、形が丸く、女性や非喫煙者に多い「腺《せん》がん」、平らな形をしていて喫煙との関係が強い「扁平上皮がん」、腺がんでも扁平上皮がんでもない「大細胞がん」に細かく分類されるという。

「それで先生、父のがんはどのくらい進行しているのですか」

不安そうに香奈が尋《たず》ねると、担当医は軽く微笑《ほほえ》んで言った。

「病期でいえばⅠBです。簡単にいうと、7段階のうち軽いほうから2番目です。まだ初期ですから、きちんと治療すれば十分、回復できますよ」

少しほっとした香奈は、「ⅠB」「初期」という言葉を力強く書き留め、信吾に言った。

「お父さん、まだ初期だって。心配することないよ」

だが、信吾は上《うわ》の空《そら》だった。

「え、ああ。それじゃ先生、ひとつよろしくお願いします」

かろうじてそれだけ言うと、ふたりは病院を後にした。

そのあと香奈は、家で肺がんについて詳しく説明したのだった。

コラム⑩がんは早期発見がカギ

１９８１年に脳卒中を抜いて以来、日本人の死因のトップはがんです。厚生労働省の「人口動態統計」によれば、２０１５年にがんで亡くなった人は37万３４６人で、死亡総数の28・7％を占めています。

がんの部位別の統計を見ると、男性の場合は肺がん、女性の場合は大腸がんによる死亡数が最も多くなっています（2015年）。

国立がんセンターのデータによれば、日本人の男性が一生のうちにがんに罹患《りかん》する確率（2013年データ）はじつに62％、がんで死亡する確率（2016年データ）は25％。日本人女性が一生のうちにがんに罹患する確率は46％、がんで死亡する確率は16％となっています。

この数字からも明らかなように、現代の日本人にとって、がんは身近な病《やまい》といえるわけですが、早い段階で発見できれば回復する確率はぐっと高まります。

がんと診断されてから5年後も生存している患者さんの割合を示す「5年生存率」という指標があります。がんの進行度別に調べた調査によると、がんが発生した臓器だけで増殖している段階で治療を始めた場合の5年生存率は90％近くに達します。しかし、がんが周りの臓器やリンパ節に達した段階で治療を始めた場合の5年生存率は60％を切り、がんが遠く離れた臓器まで転移した段階で治療を始めた場合の5年生存率は20％に満たなくなります。つまり、がんは早期に発見できればできるほど、生存率が高くなるのです。

初期のがんには、自覚症状はほとんどありませんから、重要なのはがん検診を受けることです。ただ、残念ながらいまの日本では、がん検診の受診率はそれほど高くありません。

厚生労働省の「国民生活基礎調査」（2013年）によれば、40～69歳の肺がん検診の受診率は、男性が47・5％、女性が37・4％。胃がん検診の受診率は男性45・8％、女性33・8

%。大腸がん検診の受診率は男性41・4%、女性34・5%と、総じて5割を切っています。

一方で海外を見ると、がん検診の受診率は日本よりはるかに高くなっています。たとえばOECD（経済協力開発機構）加盟国の子宮頸《けい》がん検診の受診率（2013年）は、日本が37・7%のところ、韓国は68・7%、アメリカは85・0%に達しています。日本は、企業で行う健康診断は充実しているものの、一方でがん検診があまり普及していないといえます。

アメリカでは、1990年代前半からがんによる死亡が減少していますが、その背景にはがん検診の受診率の高さがあるともいわれています。

がんは早期に発見できれば決して怖い病気ではありません。最近ではがんの治療後に就労する人も増えています。なるべく定期的にがん検診を受診してください。

期待しているものだけ知覚する

肺がんと診断されてからしばらくの間、信吾は自宅で悶々《もんもん》と過ごしていた。工場の仕事が少ない時期でもあったため、考えることといえば病気のことばかりだ。

なんだってこの俺が、がんになっちまったんだ。そんなに酒が好きなわけでもないし、志津子が死んだ後は煙草だってやめた。

もしかすると、最近よく耳にする〝副流煙《ふくりゅうえん》〟ってやつのせいか？　工場は煙草を吸う奴が多いからな。あそこは排気ガスも漂《ただよ》っているし、肺に良くないのは確かだろう。それにしても、なんでよりによって俺なんだ……。

そんな信吾を心配し、香奈は2〜3日おきに実家を訪れていた。だが、悩む父にあえて励《はげ》ますような言葉をかけようとはしなかった。

さまざまながんの闘病記を読んでみたところ、がん患者は告知からしばらくは現実を受け入れられないものだ、と書いてあったからだ。ドラッカーもこう言っている。

われわれは期待しているものだけを知覚する。期待しているものを見、期待しているものを聞く。コミュニケーションに関する文献の多くも、期待していないものは反発を受け、その反発がコミュニケーションの障害になるとしている。だが反発は、さして重要ではない。重要なのは、期待していないものは受けつけられることさえないということである。(『エッセンシャル版　マネジメント』)

ただでさえ、人間は自分に都合のいいことしか聞きたがらないんだから、自分ががんになったなんて、すんなり受け入れられる人はいない。いまはまだ、見守るしかない——。

問題の９割が一般的なもの

がん告知から10日ほど経つと、信吾の様子に変化が見られるようになった。ぼんやりするだけでなく、病院でもらったがん治療に関するパンフレットを眺《なが》めるようになったのである。

信吾の心境が変わりつつあると思った香奈は、こう声をかけた。

「お父さん、そろそろ現実を受け止めて、前向きに考える時期じゃない？　ドラッカーはこう言ってるのよ」

組織がかかえている問題の九割は一般的なものである。（『明日を支配するもの』）

「お父さんは、なんで俺ばっかりひどい目に遭《あ》うんだって、理不尽に感じているかもしれないけれどいまの時代、二人に一人はがんになるのよ。がんは決して特別な病気じゃなく、一般的な病気なの。ということは、かかる人もたくさんいるし、治る人だっていっぱいいるってことでしょ。前向きに考えようよ。ね？」

噛《か》んで含めるように言い聞かせる香奈。しばらく信吾は黙っていたが、やがてぽつりと言った。

「そういう時代、か……」

いつもならことごとく自分の意見に反発する信吾が、この日ばかりは珍しく何も言い返さないことに香奈は戸惑いを覚えた。ドラッカーの言うところの「予期せぬ成功」に戸惑ったのだ。ひとまず次回の診察日に必ず行くよう念を押し、実家を後にした。


数日後。再び訪れた診察室で、信吾と香奈は医師から治療法について説明を受けていた。

「先日も申し上げたように、大下さんの肺がんはⅠBという初期の段階です。この段階ですと、まずは手術で、がんができた肺の一部を切り取ります。ただ、これだけでは目に見えない小さながん細胞が残り、再発する恐れがあります。そこで手術後に『補助化学療法』という抗がん剤治療を行うといいでしょう」

担当医が示した治療法は、「標準治療」と呼ばれる内容だった。あらかじめ肺がん治療について調べていた香奈も、おおむね予想通りの治療法が示されたので納得していた。

ところが、肝心の信吾が首を振る。

「先生よ、悪いんだけど、俺はどうにも体を切られるのは嫌だ。それに、手術となると、入院しなきゃなんねえだろ。こんな辛気臭《しんきくさ》いところに1週間も2週間も入るなんて、俺には耐えられそうもねえ。何か手術以外の治療法はないのかい？」

子どもじみた信吾の言い分だったが、担当医は真剣に耳を傾けてから言った。

「手術以外だと、放射線治療という選択肢もあります。入院せず週に5日ほど通院してもらい、放射線を当ててがん細胞を死滅させるというものです。ただ、この治療にもデメリットがあります。

近年はコンピュータ制御でかなり細かく照射範囲を調節できるようになりましたが、それでも周辺の正常な細胞を傷つけてしまう恐れがあるんです。手術に耐えられる体力がない患者さんであれば、ＩＢの段階でも放射線治療を選択することがありますが、大下さんのように、じゅうぶん体力のある患者さんは、やはり手術のほうがベターだと考えます」

もっともな話だと香奈は思った。だが、医師の話をきちんと理解したのかしないのか、信吾はなおも引き下がらない。

「そこをなんとかしてくれってんだよ。こんなにでっけえ病院なんだからよ」

たまらず香奈が割って入る。

「ちょっとお父さん、なんて言い方をするのよ！　すみません先生、ちょっと父は動揺しているみたいなので、ひとまず今日はここで失礼して、改めてうかがいます」

香奈は信吾の腕を取り、引っ張るように診察室を後にした。

対立を見ないときに決定を行うな

次の診察までの間、香奈は暇《ひま》を見つけては肺がんの治療法について調べた。手術が最も効果的だろうとは香奈も思っていたが、顧客たる父が嫌がる以上、別の方法を探すことがマネジャーとしての使命だと考えたのだ。

ネットの関連サイトを調べるうち、香奈は「オプジーボ®」という薬があることを知った。がん細胞は体の免疫機能にブレーキをかけるが、オプジーボ®はこのブレーキを解除することで免疫機能を正常化させ、がん細胞を攻撃する力を高めるのだという。

要するに、自分の体の免疫機能でがん細胞をやっつけるということね。これなら、手術もしなくていいし、放射線を浴びる必要もない。こんど先生に相談してみよう。

香奈は、ようやくマネジャーらしい働きができたと考えていた。

しかし――。

「大下さん。残念ながらオプジーボ®は、誰にでも使える薬ではないんですよ。対象となるのは『手術や放射線による治療が難しく、抗がん剤による化学療法の経験がある非小細胞肺がんの患者さん』です。大下さんのケースでは、まだ手術も放射線治療も可能ですから、この基準には当てはまりません。前回の診察の後、改めて当院の内科や放射線科の医師とも相談したんですが、やはり大下さんは手術が妥当《だとう》な治療法だと私たちは考えています」

担当医はすまなそうに語ったが、またしても信吾が文句を言い始めた。

「あれもダメ、これもダメって、あんたのところは手術しかできねえのかよ！　もういい、医者なんか二度とかからねえ」

慌てて香奈が止めに入る。

「なにバカなこと言ってんのよ！　ちゃんと治すって約束したでしょ」

「俺はそんな約束はしてねえぞ」

突如、始まった親子ゲンカに圧倒されつつ、かろうじて担当医が口を挟《はさ》んだ。

「あの、もしよかったら〝セカンドオピニオン〟を求めてはいかがですか。もしかすると、ほかの病院なら、ウチでは思いつかなかった治療法が見つかるかもしれませんし……」


セカンドオピニオンとは、治療方法について、いまかかっている病院以外の医療機関に相談するというものだ。

でも、セカンドオピニオンなんて受けに行ったら、せっかくいままで治療法を考えてくれた先生が気を悪くするんじゃないかしら。香奈はそう心配していた。だが、ドラッカーのこんな一文を読み、考えを変えた。

意見の不一致は、もっともらしい決定を正しい決定に変え、正しい決定を優れた決定に変える。一つの行動だけが正しく、他の行動はすべて間違っているという仮定からスタートしてはならない。「自分は正しく、彼は間違っている」という仮定からスタートしてはならない。そして、意見の不一致の原因は必ず突き止めるという決意からスタートしなければならない。（『プロフェッショナルの条件』）

意見の対立には、些細な争いを吹き飛ばす効用がある。みなが本当の問題に取り組むようになる。争いの多くは、表に出しただけで消える。深刻な問題ではないことが誰にもわかる。（『非営利組織の経営』）

そっか、むしろ対立した意見があるのなら、聞くべきなんだ――。

その言葉に背中を押された香奈は、「どこに行っても同じだろ」と嫌がる信吾をどうにか説き伏せ、セカンドオピニオンを求めることにした。向かった先は、「肺がん治療の実績が高い」として、よく雑誌に出ている病院だった。

対応した医師は、あらかじめ送っておいた資料を真剣に見つめながら語った。

「最初の病院でも説明があったと思いますが、大下さんのケースでは、選択肢はやはりふたつです。ひとつは、手術と補助化学療法。これなら、完治する確率は高いですし、近年は手術をしても痛みやダメージはほとんど残りません。もうひとつは放射線治療。これも、適切に照射されれば後遺症や合併症の心配もほとんどありません」

医師の説明を聞きながら、香奈は思った。

考えてみれば、ドラッカーの言う「異なる見解」は、すでに最初の病院でも示されていたのね。全然違う方法があるんじゃなくて、どう優先順位をつけていくかなんだ。手術＋補助化学療法か、放射線治療。あとは、どちらを選ぶかってことね。

そこまで思い至ると、香奈は改めて尋ねた。

「それで、先生はどちらが良いと思われますか」

「最初に診断した病院と同じですね。私も、手術と補助化学療法の組み合わせのほうが効果は高いと思います。ただし、最終的にどちらを選ぶのかは患者さんご本人です。もし、患者さんがどうしても放射線治療を望まれるのであれば、私たち医師はその治療法で全力を尽くします。いずれにせよ、大事なのは患者さんご本人のお気持ちです」

医師はそう言いながら信吾に目を向ける。だが、信吾は無言のままだった。香奈がその脇腹を小突いて言う。

「ちょっとお父さん、ちゃんと聞いてるの？　決めるのはお父さん自身ですって」

「うるせえな、ちゃんと聞いてるよ。どっちか選べっていうんだろ」

ふたりのやりとりに苦笑しつつ、医師が諭《さと》すように言った。

「まあまあ、ふたりとも落ち着いて。なにもいますぐ決めなくちゃいけないわけじゃありません。ご自身の今後の生活を考えて、どちらがいいのか結論を出してください」

コラム⑪セカンドオピニオン

がんのように深刻な病気の場合、患者さんは医師から示された治療法に疑問を持つことも少なくないでしょう。そんなときに利用していただきたいのが〝セカンドオピニオン〟です。

これは、いま治療を受けている担当医とは別の医療機関の医師に、文字通り「第二の意見」を求めるというものです。セカンドオピニオンによって別の治療法が示されれば選択の幅が広まりますし、もし最初の担当医と同じ治療方針が示された場合でも、病気に対する理解を深めることができます。治療法に納得できないときは、遠慮せずに活用しましょう。

セカンドオピニオンを受けるには、現在の担当医にその意向を伝え、紹介状や病理診断、血液検査などの記録、ＣＴやＭＲＩ（磁気共鳴画像診断）などの画像検査結果を用意してもらいます。

近年は、「セカンドオピニオン外来」を設置している病院も増えています。もし、どこで受ければいいのかわからない場合は、がん相談支援センターなどに問い合わせると、さまざまな情報を得ることができます。

また、がんは病院によって手術に強い病院、放射線治療の得意な病院、抗がん剤治療に実績のある病院など、それぞれ特色があります。たとえば、現在かかっている医療機関では手術を勧められたけれど、なんとか放射線治療を受けたい、といった場合は、放射線治療に強い病院にセカンドオピニオンを求めるのもいいでしょう。

なお、セカンドオピニオン外来は、基本的に公的な医療保険が適用されない自費診療で、病院によって費用が異なるので注意してください。

たとえば国立がんセンターの場合、最大1時間で4万3200円です（https://www.ncc.go.jp/jp/ncch/d001/secondopinion/secondopinion.html）。高額なように思われますが、がんの場合には複雑なカルテを読み解き、正しい判断を下すため、このような値段になります。逆に、国民皆保険で守られているといかに廉価で医療を受診できるかという話になると思います。この辺りの詳しい話は、拙著『日本の医療、くらべてみたら10勝5敗3分けで世界一』（講談社＋α新書、2017年）をご参照ください。

そして、セカンドオピニオンの結果が出たら、再び現在の担当医に報告し、今後の治療法について相談してください。そのうえで、いまの病院で治療を続けるか、セカンドオピニオン先の病院で治療を受けるか決めましょう。

顧客の「新しい満足」を探せ

いくぶん寒さが和《やわ》らぎ始めたころ、香奈は再び実家を訪れた。非小細胞肺がんは進行が比較的遅いとはいえ、そろそろ治療法を決めなければ、がんが悪化するのではないかと恐れていた。

「お父さん、ここらへんで治療法を決めちゃおうよ。私はやっぱり手術をして、きれいにがんを取っちゃったほうがいいと思うんだけど」

信吾はかぶりを振る。

「いや、手術は受けねえ」

「そう……。じゃあ、放射線治療にするのね」

「それも断る」

駄々《だだ》っ子のような信吾の返答を受け、香奈の堪忍袋《かんにんぶくろ》の緒《お》が切れた。

「は？　じゃあ、どうしたいのよ。お父さん、がんになってショックを受けているのはわかるけど、いい加減にしてよ。これじゃ、何も進まないじゃないの！」

ふう——。信吾は大きくため息をつくと、ようやく香奈に向き直った。

「香奈よ、おめぇに心配かけちまって、悪いとは思ってる。だがな、正直言って、俺はもう人生、この辺で終わってもいいと思ってるんだ。工場の仕事もあと何年できるかわからねえし、俺にはこれといった趣味もないだろ。やることもなく、だらだらと無駄に長生きするくらいなら、早く母さんのところに行きたいんだよ」

思わぬ信吾の告白に、香奈は息を呑む。

「……じゃあ、お父さんは死にたいって言うの？」

「いや、そうじゃねえ。うまく言えねえけど、いままでとまったく同じように生きられるならそれでいい。でも、母さんのことを思い出してみろよ。手術はしたし、抗がん剤治療も受けたけど、結局は死んじまったじゃねえか。治療をして苦しい思いをしたり、再発に怯《おび》えながら暮らすくらいなら、このまま何もしないで、なるべく楽に逝《い》っちまったほうがいいんじゃねえかって、このごろ思うんだよ」

訥々《とつとつ》と語られる信吾の言葉を聞き、香奈はショックを受けた。

お父さん、そんなふうに考えてたんだ。私はずっと、長生きすることがお父さんの満足につながると勝手に思っていた。けれど、お父さんは長生きを望んでいたわけじゃなかったのね。これじゃ、マネジャー失格だ――。

肩を落として夜更《よふ》けに帰宅した香奈は、心配して起きていた博にこれまでの経緯を話した。

「うーん。お義父さん、そんなこと言ってたのか……」

話を聞きながら手帳をめくっていた博は、手を止めると香奈に言った。

「どうやら、香奈は〝マーケティング〟ができていなかったみたいだね。ドラッカーはこう言ってるんだ」


これまでマーケティングは、販売に関係する全職能の遂行《すいこう》を意味するにすぎなかった。それではまだ販売である。われわれの製品からスタートしている。われわれの市場を探している。これに対し真のマーケティングは顧客からスタートする。すなわち現実、欲求、価値からスタートする。「われわれは何を売りたいか」ではなく、「顧客は何を買いたいか」を問う。「われわれの製品やサービスにできることはこれである」ではなく、「顧客が価値ありとし、必要とし、求めている満足がこれである」と言う。（『エッセンシャル版　マネジメント』）

「お義父さんに長生きしてもらいたいという香奈の思いはわかるけど、それは『われわれは何を売りたいか』という、売り手側の希望だよ。そうじゃなく、『顧客は何を買いたいか』、つまりお義父さんが何を望んでいるのかを探ることが、本当のマーケティングなんじゃないかな」

香奈が疲れ切った表情で返す。

「そんなこと言ったって、どうすればいいのよ」

博がさらに手帳をめくりながら言った。

「この考え方を取り入れたらどうだろう」

したがって企業の第二の機能は、イノベーションすなわち新しい満足を生みだすことである。（『エッセンシャル版　マネジメント』）

「お義父さんにとっての『新しい満足』を香奈が生み出すことができれば、もっと生きていたいという気持ちを持ってもらえるかもしれない」

「新しい満足、ねえ……」

それからしばらく、香奈は迷いを抱えて過ごしていた。いちど電話をかけ、「お父さん、何かやってみたいこととか、欲しいものってある？」と尋ねてはみたものの、信吾は「俺は早く楽になりてえだけだ」と言うばかり。何が父にとっての「新しい満足」なのか、簡単に答えは見つかりそうになかった。

「生きる目的」とは何か

そんなある日、早めに仕事を終えた香奈は、自宅そばの公園をぼんやりと歩いていた。

いっそお父さんの望み通り、治療はしないで楽に逝ってもらったほうがいいのかな……。

そんな投げやりな気分になりかけていると、香奈の目の前を幼児が駆け抜けていく。5歳くらいだろうか。少し走って振り返ると、幼児は「おじいちゃん、早く早く」と叫んだ。

その視線の先には、還暦《かんれき》過ぎと思《おぼ》しき男性の姿があった。大きく息を吐《は》きながら、孫に追いつこうと急ぎ足で歩いている。

「おーい、ちょっと待ってくれよ。おじいちゃん、疲れちゃったよ」

口ではそうぼやいてみせるものの、走り回る孫の姿を見る目はどこまでも優しい。

あのおじいちゃん、お父さんと同じくらいの歳かしら――。ふと、香奈は博と結婚したころのことを思い出していた。

香奈の会社に新しいシステムを導入することになり、担当としてやってきた博と知り合ったのは4年前だった。いくぶん理屈っぽいけれど、生真面目に仕事に取り組む博に香奈は惹《ひ》かれ、1年後にふたりは結婚。新婚当初、信吾は頻繁《ひんぱん》にふたりの住まいを訪れては、「早く孫の顔を見せてくれよ」と冗談めかして語ったものだ。

もちろん、香奈と博もいずれは子を持とうと考えていた。だが、当時の博は今の勤め先に転職したばかりということもあって、しばらく先にしようと話し合っていたのだ。

そういえば、この前の年末、そろそろ子どもを作ろうかって、博さんと話してたんだっけ。お父さんの病気がわかってからは、すっかり忘れてた——。

もう一度目をやると、男性は孫に追いついていた。手をつないで歩くおじいちゃんと孫の背中を、香奈はしばらく見つめていた。

数日後、香奈はひとつの決意を抱いて実家を訪れた。

「何度来たって、俺は治療なんか受けねえぞ」

顔を見るなり、信吾は不機嫌そうに言った。カチンときたが、香奈は冷静さを失わないように語った。

「今日はそのことじゃないの」

「じゃあなんの用だ。おめえだって、そんなにヒマじゃねえだろ」

「あのね、お父さん。これは手術が終わってからって思ってたんだけど、やっぱり言うね。私……赤ちゃんができたの」

「な、なにぃ？」

思いがけない香奈の報告に、信吾の頭の中は真っ白になる。

「赤ちゃんって、そりゃつまり、俺に孫ができたってことか」

「そうよ。お父さんはおじいちゃんになるの」

おじいちゃん――その言葉を聞いた途端、信吾の中に、これまで感じたことのない気持ちが沸《わ》き上がってきた。この俺に孫ができた。俺はおじいちゃんになるんだ……。ようやく事態を呑み込むと、信吾は顔をくしゃくしゃにして叫んだ。

「バカヤロー。なんでそういう大事なことをすぐ言わねえんだよ、おめえは。そうか、ガキができたのか。よし、今夜は飲もう。そうだ、博の奴も呼べ。あの野郎、おとなしそうな顔して、やるときゃやるんだな！」

「ちょっとお父さん、お酒はダメよ」


その夜、大下家ではささやかな宴会が行われた。

「おい博、もっと飲め」

「お義父さん、もう無理ですよ。僕はお酒が弱いんですから」

「バカヤロー。そんなことで父親になれるか」

目を細めてふたりのやりとりを見ながらも、香奈はいくぶん複雑な気持ちだった。

こんなに嬉しそうなお父さんの顔を見るのは、お母さんが亡くなってから初めてじゃないかしら。でも、本当にこれで良かったのかな――。

やがて夜も更け、玄関までふたりを見送りに来た信吾は、照れくさそうに言った。

「おう、気いつけて帰れよ。それからな、やっぱり俺、手術を受けることにするよ」

えっ？　香奈は思わず聞き返しそうになったが、話を蒸《む》し返して信吾の気が変わってはいけない。あくまで無関心を装って言った。

「あ、そう。じゃあ、診察の日が決まったら教えてね」

「受け手」の言葉を使って話す

〝初孫〟という望外の報《しら》せを受け、ついに手術を決意した信吾。

「見立ては同じなんだから、最初にかかった病院に世話になるのがスジだろう」という考えのもと、久しぶりに総合病院を訪ねていた。

だが、手術の説明を受けるうちに、またしても信吾は苛立《いらだ》っていった。

「おい先生よ、もっと俺にもわかる言葉で説明してくれよ。さっきから〝カクセイ〟だの〝ハイヨウ〟だのって、難しい言葉ばっかり並べやがって」

信吾の手術を執刀することになったのは、まだ30歳くらいと思しき若い医師だった。担当医は「アメリカ帰りで、将来有望な若手です。技術は間違いありません」と言うのだが、コミュニケーションがあまり得意でないのか、ときおり目を泳がせる。

「あ、いや、あの……。なるべく正確にお伝えしようと思ったものですから」

ここぞとばかりに信吾が畳《たた》みかける。

「わかってねえな、先生。お客ってのはな、正確さを求める人ばかりじゃねえんだよ。俺はクルマ屋だけどな、あまり詳しくないお客さんだったら、なるべく専門用語は使わないぜ。アメリカ帰りだかなんだか知らねえけど。

『いいですか、お客さん。ここにベルトがあるでしょう。ここが傷んじまうと、エンジンがうまく回らなくなるんです。で、見たところいまの状態のままでも、まず次の車検までは持つでしょう。ただ、お客さんが不安だったら替えますよ。かかる費用はこのくらい』

とまあ、こんな具合よ」

流暢《りゅうちょう》な物言いに、若い医師も納得の表情で頷《うなず》く。

「ああ、なるほど」

たまらず香奈が割って入った。

「ちょっとお父さん、なにわけのわかんないたとえをしてるのよ！」

「手術ってのは、人の体を修理するようなもんだろ。クルマの修理とたいして変わらねえよ」

やりとりを黙って見ていたベテランらしき看護師が間に入った。

「まあまあ。たしかに大下さんのおっしゃる通り、先生の説明はわかりづらかったかもしれないわね。どうでしょう先生、手術予定日までは少し時間もありますし、今日はこの辺にして、改めてご説明してはいかがですか」

看護師の助け舟を受け、執刀医はほっとした様子で言う。

「そ、そうですね。じゃあ大下さん、なんどもご足労おかけしますが、3～4日後にまた来てください」

「いつもいつも、本当にすみません」

膝《ひざ》につくほど頭を下げると、香奈は引っ立てるように信吾を連れ出した。

真摯さは習得できない

3日後。

「先日は言葉が足りず、失礼しました」と言いながら執刀医が診察室に入ってきた。その手には、肺の模型があった。

「大下さん、肺というのは、このようにいくつかのブロックに分けられるんです」

執刀医は肺の模型を掲げ、ひとつずつブロックを示していった。右肺は上から「上葉」「中葉」「下葉」の3つに分かれ、左肺は「上葉」と「下葉」のふたつに区切られている。

「それで、大下さんの場合、この左肺の上葉にがんがありますので、ここをまるごと取ってしまいます」

そう語ると、執刀医は左肺上葉を実際に取り外して見せた。信吾は黙って模型を見つめている。

「ここを取るわけですから、手術後は当然、肺活量が落ちますし、激しい運動は控えなければなりません。クルマにたとえてみれば、これまで2リッターだった排気量が1・6リッターになるようなものです。でもね、大下さん。排気量が少なくなったからといって、走らなくなるわけじゃない。少し丁寧《ていねい》に扱ってあげれば、このクルマはまだまだ走るんです」

信吾は模型から視線を外し、執刀医の顔をまじまじと見つめた。気圧《けお》されながらも、執刀医が続ける。

「若いころはエンジンをブンブン回していた人でも、年齢を重ねれば省エネ運転を心がけるようになりますよね。体だって同じことですよ」

そこまで執刀医が言い切ったところで、黙っていた信吾はにやりと笑みを浮かべて言った。

「先生よ、ありがとう。本音を言えば、俺はまだ手術について十分わかったとは言えねえ。けど、先生が信頼できる人だってことだけはよくわかったぜ。なんてったって、俺の好きなクルマにたとえて話してくれたんだからな」

執刀医は思わず、信吾の手を握りしめる。

「お、大下さん。一緒にがんばりましょう」

腕を組んで診察室の隅《すみ》に立っていたベテラン看護師は歩み寄ると、手を取り合ったふたりの背中をぽんと叩《たた》いて言った。

「そうよ。先生も大下さんも、がんばってちょうだいよ！」

期せずして盛り上がる診察室。胸が一杯になった香奈は、ドラッカーのこんな言葉を思い出していた。

コミュニケーションは受け手の言葉を使わなければ成立しない。受け手の経験に基づいた言葉を使わなければならない。言葉で説明しても通じない。経験にない言葉で話しかけても理解されない。知覚能力の範囲外にある。

コミュニケーションを行うには、「受け手の知覚能力の範囲内か、受け手は受けとめることができるか」を考える必要がある。（『エッセンシャル版　マネジメント』）

先生、どうしたらお父さんがわかってくれるのかを一生懸命、考えてくれたのね。すごく真面目な人だ。照れくさそうに頭を掻《か》いている執刀医の顔を眺めながら、香奈はもうひとつ、ドラッカーの言葉を思い浮かべた。

真摯《しんし》さは習得できない。仕事についたときにもっていなければ、あとで身につけることはできない。真摯さはごまかしがきかない。一緒に働けば、特に部下にはその者が真摯であるかどうかは数週間でわかる。部下たちは、無能、無知、頼りなさ、不作法などほとんどのことは許す。しかし真摯さの欠如だけは許さない。（『現代の経営　上』）

この先生は若くて頼りなくも見えたけど、仕事をするうえでいちばん大事な「真摯さ」を持っているのね。技術は間違いないって話だし、大丈夫、この人なら、きっとお父さんを治してくれる――。

「読む人」と「聞く人」がいる

桜の花が散り始めたころ、定時に会社を出た香奈は急ぎ足で歩いていた。今日は信吾が入院する日だ。仕事を休んで付き添うと香奈は言ったが、信吾は「ガキじゃねえんだから、ひとりで平気だよ。おめえだって、そうしょっちゅう仕事を休むわけにもいかねえだろ」と取り合わなかったのだ。

ああ言ってたけど、お父さん、ちゃんと入院できたのかしら。

やはり、大丈夫ではなかった――。

病室に到着した香奈の目に飛び込んできたのは、若い看護師とモメる信吾の姿だった。

「ちょっと大下さん、トレーナーなんか着てたらダメですよ。聴診器を当ててるんですから、前開きのパジャマを着てください。それに……」

看護師が目線を送った先には、履《は》き古されたスリッパが転《ころ》がっていた。

「転倒防止のため、当院ではスリッパ禁止なんです。上履《うわば》きをご用意いただけるように、事前にお渡しした『入院のしおり』に書かせていただいていたかと思うんですが」

ベッドに腰掛けた信吾は、そっぽを向いて言う。

「いちいちうるせえな。そんなに細けえこたあ、どうだっていいじゃねえかよ」

「よくありません！」

香奈は仕切りカーテンの陰からしばらくやりとりを見ていたが、たまらなくなって声をかけた。

「あの、看護師さん。大下の娘ですが、ちょっといいですか？」

その声に驚いた信吾が振り返る。

「なんだおめえ、だしぬけに。来てたんなら、声くらいかけろよ」

「うん、後でね。看護師さん、ちょっと」

看護師を病室の外に連れ出しながら、香奈はドラッカーの言葉を思い出していた。

人には、「読む人」と「聞く人」がいる。（中略）読む人に対しては口で話しても時間の無駄である。彼らは、読んだあとでなければ聞くことができない。逆に、聞く人に分厚い報告書を渡しても紙の無駄である。耳で聞かなければ何のことか理解できない。（『経営者の条件』）

「看護師さん、すみません。うちの父は、書かれたものをきちんと読むのが苦手なんです。お手数おかけしてすみませんが、大事なことは直接、話して聞かせてやってもらえませんか」

若い看護師も少し呑み込めたようだった。ベッドに戻ると、明るく声をかけた。

「大下さん、さっきは言いすぎてごめんなさい。何かわからないことがあったら、遠慮なく聞いてくださいね」

看護師が立ち去ると、信吾は香奈に向き直った。

「なんだあいつ、急に優しくなりやがって。あ、さてはおめえ、さっきの看護師に何か入れ知恵したな」

「まあいいじゃないの。それより、はい、これ」

差し出されたのは、ドラッカーの名言集だ。思わぬプレゼントに、信吾は目を白黒させる。

「なんだいこりゃあ。おまえ、とうとう俺にまでドラッカーを読ませようってのかよ」

くすりとしながら香奈は言う。

「ちゃんと読んでくれるなんて思ってないよ。お父さん、本を見ていると眠くなるでしょう？これなら、睡眠薬がわりにちょうどいいかと思って」

「けっ。言ってくれるぜ」

すっかりふてくされた信吾は、頭から布団をかぶるのだった。

実行に移さなければ目標ではない

そして迎えた手術当日。青い手術衣を着込んだ信吾は、傍らで不安そうにしている香奈に明るく声をかけていた。

「おい、香奈。そんなに心配すんなよ。ドラッカー先生もこう言ってるだろ」

目標は、実行に移さなければ目標ではない。夢にすぎない。(『エッセンシャル版　マネジメント』)

「いまの俺には、『孫の顔を見る』という目標があるんだ。その目標を実現するためだったら、手術なんか怖かねえ。ま、手術を『実行』してくれるのはお医者さんだけどな」

父の口から飛び出した意外な言葉に、香奈は驚く。

「お父さん、どうしたのよ急に」

「へっ。俺だってたまには本くらい読むんだよ。じゃあな、行ってくらあ」

からりと笑ってみせると、信吾は手術室に向かっていった。

その背中を見送りながら香奈は思った。お父さん、強がり言ってるけど、きっとゆうべは寝つけなかったのね。そうじゃなきゃ、お父さんが本なんか開くはずないもの——。

それから何時間が経ったろうか。生まれて初めて全身麻酔を受けたためか、信吾は夢うつつの状態が続いていた。とぎれとぎれに、「大下さん、無事に終わりましたよ」という看護師の声や、「お父さん、痛くない？」という香奈の声が聞こえたような気がしたが、それが現実なのか夢なのかさえ判然としなかった。

ようやくはっきりと信吾の意識が戻ったのは、手術翌日の昼過ぎだった。

「小山《こやま》さん、ダメじゃないですか。このお薬は、食後に飲むって決まってるでしょう」

ぼんやりしていると、看護師が信吾の隣のベッドの患者に向かって小言を言っていることに気がついた。聞き耳を立てると、どうやら小山という隣の患者が、薬を飲む時間を間違えていたようだ。

「次からは本当に気をつけてくださいね」

患者もイノベーションを起こせる

強い調子で言い残して看護師が去った後、信吾は隣のベッドでしょんぼりする小山に声をかけてみた。

「おい、あんた。大丈夫かい？　ずいぶん絞《しぼ》られてたな」

「あ、起こしちゃいましたか。どうもすみません」

人の好《よ》さそうな笑みを浮かべて小山が話し始める。

小山によると、この病院では毎食前にそれぞれの患者が服用する薬が配られるのだが、食前に飲む薬も食後に飲む薬も一緒に配られるのだという。普段なら飲み間違えることなどないが、手術後の痛み止めの影響か、小山は誤って食後の薬を食前に飲んでしまったという。

「ふーん。そいつは問題だな」

「まったくお恥ずかしいかぎりです」

頭を掻《か》く小山を制し、信吾は続けた。

「いや、悪いのはあんたじゃねえ。患者に薬の時間を管理させるほうがおかしいんだ」

信吾は、通りかかった看護師を呼びつけた。

「おい、そこの姉ちゃん、ちょいと責任者を呼んでくれ！」


スイッチが入った信吾は止まらない。

やってきた看護師長を前に、信吾は手術後の痛みも忘れ、まくし立てた。

「おい、師長さんよ。患者ってのはな、痛み止めや麻酔の影響でフラフラしているうえに、将来への不安で気持ちが落ち着かねえんだ。そんな患者に、薬を飲む時間を自分で管理しろってのは、できねえ相談ってもんだろう。かの有名なドラッカー先生によればな、アメリカには偉い看護師さんがいたんだぞ。えっと、誰だっけ……」

手元にあったドラッカーの著作を慌ててめくりながら、信吾は続けた。

「そうだ、ブライアンだ。ブライアン看護師って人はな、『それは患者さんにとっていちばんよいことでしょうか』というのが口癖だったそうだ。つまり、いつも患者のことを最優先に考えていたってわけだ。それをなんだ、てめえで配るのが面倒くせえからって、一度にまとめて配りやがって。患者より、看護師の都合を優先してるんじゃねえのか！」

信吾の勢いと、なにより意外な博識ぶりに、ベテランの看護師もたじたじとなった。

「どうもすみませんでした。大下さんのおっしゃる通りです。これからは患者さんの飲む時間に合わせて薬をお配りできないか話し合ってみますね」

数日後。かくして、信吾の入院する病院では、薬を配る時間が食前、食後の2回ずつに改められた。入院患者からは「大下さんのおかげで、飲み間違いがなくなったよ」との声があちらこちらで上がっていった。

一連の経緯を聞いた香奈は、誇らしげに信吾に語りかけた。

「やるじゃない。お父さんはこの病院に〝イノベーション〟を起こしたのかもね」


イノベーションの結果もたらされるものは、よりよい製品、より多くの便利さ、より大き

な欲求の満足である。（『エッセンシャル版　マネジメント』）

「お父さんは『より多くの便利さ』を入院患者にもたらしたのよ」
「なにがイノベーションだよ、そんなに大げさなことじゃねえよ。ニッポンの〝カイゼン〟だ。ま、俺は道理に合わねえことが嫌いなだけさ」
娘に褒《ほ》められてまんざらでもない顔をしながら、信吾は頷くのだった。

コラム⑫ブライアン看護師の原則

本文中で信吾さんが言及した〝ブライアン看護師〟は『経営者の条件』の第3章「どのような貢献ができるか」に登場します。少し長くなりますが引用します。

新任の病院長が最初の会議を開いたとき、ある難しい問題について全員が満足できる答えがまとまったように見えた。そのとき一人の出席者が、「この答えに、ブライアン看護師は満足するだろうか」と発言した。再び議論が始まり、やがてはるかに野心的なまったく新しい解決策ができた。

その病院長は、ブライアン看護師が古参看護師の一人であることを知った。特に優れた看

護師でもなく、看護師長をつとめたこともなかった。だが彼女は、自分の病棟で何か新しいことが決まりそうになると、「それは患者さんにとっていちばんよいことでしょうか」と必ず聞くことで有名だった。事実、ブライアン看護師の病棟の患者は回復が早かった。

何年か後には、病院全体に「ブライアン看護師の原則」なるものができあがった。みなが「目的とするものに最高の貢献をしているか」を常に考えるようになっていた。(『経営者の条件』)

文中で描かれるように、ブライアン看護師はベテランではあるものの、重要な役職についているわけではありません。しかし、組織が成果を上げるため――すなわち患者さんの回復のために何が必要なのかを、ブライアン看護師は常に考えていました。

すべての医療従事者は、このブライアン看護師の姿勢に学ぶべきでしょう。また、このエピソードは、病院のみならず、組織で働くすべての人に大きな示唆《しさ》を与えるのではないでしょうか。

あらゆるレベルで意思決定はある

手術後の信吾は順調に回復し、1週間あまりで退院の日を迎えることになった。病院に〝イノベーション〟をもたらした人物として、いまやすっかり有名人となった信吾の退院を祝うため、多くの看護師や医師が集まっていた。

集まった人々に向かい、香奈が改めて頭を下げる。

「入院中は、父がわがままばかり言ってご迷惑をおかけしました。こうして無事に退院することができるのも、みなさんのおかげです。本当にありがとうございました」

薬の配り方を巡って信吾にやり込められた看護師長が応じる。

「とんでもない、お世話になったのはこちらのほうですよ。いままでは週に1〜2回くらい薬の服用時間を間違える患者さんがいたんだけど、大下さんの注意を受けて配り方を変えたら、すっかり飲み間違いがなくなったの。とてもいいアドバイスだったわ」

入院初日に信吾を叱《しか》っていた若い看護師も言う。

「大下さんが言っていたドラッカーって、どんなことを書いてるんだろうって、いま、みんなで読んでるんですよ。私たちの仕事にすごく役に立つことが書いてあって、とても勉強になります。私が好きなのはこの一節です」

意思決定とはトップが行うものであり、トップが行う意思決定だけが重要であるかのごとき議論がある。大きな間違いである。組織としての意思決定はスペシャリストから現場の経

営管理者まであらゆるレベルで行われている。(『経営者の条件』)

すらすらとそらんじてみせた後、看護師は続けた。

「私たち若手の看護師も、ただ医師や師長の指示を待つだけでなく、これからはどんどん自分の意見を言って、現場レベルで変えられるところは変えていこうって、みんなで話し合ったんですよ」

「それはいいことですね」

香奈が感心していると、「あ、あのう」と、隅に立っていた若い男性が遠慮がちに手を挙げた。信吾の手術を担当したあの医師だ。

「大下さん、ひとつお願いがあるんですが」

「おお、先生かい。なんだよ、かしこまってお願いって」

にこやかに信吾が応じると、執刀医は言った。

「当院には、がんの患者さんが集まる〝患者会〟がありまして、定期的に勉強会を開いているんです。それで大下さん、患者会の講師として、こんどお話ししていただけませんか」

「おいおい、ちょっと待ってくれよ。いくら先生の頼みだからって、この俺に講師なんて、できっこねえよ。だいたい話すこともねえし」

大慌てで頭を振る信吾。その肩にそっと手を置き、看護師長が言う。

「大丈夫よ。大下さんはドラッカーに詳しいじゃないですか。治療で悩む患者さんに、ドラッカーの考え方を教えてあげたらいいと思うわ」

香奈も続いた。

「そうよ、お父さん、やってみたら。ドラッカーはこう言ってるのよ」


花形セールスマンの生産性をさらに向上させる最善の道は、セールスマン大会で成功の秘訣を語らせることである。外科医の成果を向上させる最善の道は、地域の医者の集まりで自らの仕事について語らせることである。看護婦の成果を向上させる最善の道は、新人の看護婦に教えさせることである。(『プロフェッショナルの条件』)

「これまで患者として経験したことを、ほかのがんの患者さんに伝えることで、お父さん自身もがんという病気についての理解が深まるでしょ。これから、もっともっとドラッカーの本を読んで、なるべくいい話をしてちょうだいね」

「えーっ。また本を読まなきゃなんねえのかよ……。ま、仕方ねえ。俺で役に立つなら、ひとつやってみるか」

腕を撫《ぶ》してそう語る信吾に、集まった人々は大きな拍手を送った。

パラレル・キャリアで病気に克つ

手術は滞《とどこお》りなく終わったとはいえ、がんとの闘いが終わったわけではない。

術後の信吾は「補助化学療法」に取り組んでいた。いわゆる抗がん剤治療で、信吾の場合は点滴ではなく、内服薬を処方された。一日３回の服用を４週間続けた後、１週間休む。これを１クールとし、何度か繰り返すことになっていた。

処方された薬は、成長の早い細胞にダメージを与えるものだった。成長が早いがんに効果があるのは当然だが、胃腸の粘膜や、血液を造る骨髄細胞といった、がん細胞ではないが成長の早い正常細胞にもダメージを与えることがある。

信吾も、それほど重いものではなかったが、ときおり吐き気や口内炎、倦怠《けんたい》感などの副作用に悩まされていた。

あー気持ちわりぃ。この吐き気はきついな……。

そんな副作用に襲われたとき、信吾はなるべく将来のことを考えるようにしていた。

もうすぐ俺には孫ができるんだ。香奈も博も仕事が忙しいんだから、俺が面倒見てやらなくちゃいけないこともあるだろう。吐き気なんかに負けてたまるか。

それに、俺には新しい目標もある。がん治療に悩む患者さんに、俺の経験を伝えていかなきゃならねえんだ。ドラッカー先生も言ってるじゃねえか。

逆境のとき、単なる趣味を越えた第二の人生、第二の仕事が大きな意味をもつ。四二歳のエンジニアが、現在の仕事では思うようにいかないことを悟る。だがもう一つの仕事、教会の会計責任者としては頼りにされている。これからも大いに貢献できる。あるいは、家庭は壊れたかもしれないが、もう一つのコミュニティがある。（中略）第二の人生、パラレル・キャリア、篤志家《とくしか》としての仕事をもつことは、社会においてリーダー的な役割を果たし、敬意を払われ、成功の機会をもつということである。（『プロフェッショナルの条件』）

一度は、死んでもいいと思っていたこの俺が、お医者さんや看護師さん、そして香奈や博のおかげで生かしてもらったんだ。せっかく〝第二の人生〟を授《さず》かったんだから、これからは世の中のお役に立つもうひとつの生き方も考えなくちゃいけねえ——。

コラム⑬抗がん剤治療の副作用

抗がん剤は、分裂して増殖するがん細胞に作用する薬ですが、正常な細胞でも、分裂速度の早い血液細胞や口腔《こうくう》・胃腸粘膜、毛根の細胞は抗がん剤の影響を受けやすく、吐き気や下痢、便秘、口内炎、脱毛などの副作用が起こることがあります。以下、おもな副作用について対処法を記します。

●吐き気・嘔吐《おうと》

抗がん剤により、延髄にある嘔吐中枢が刺激されることで起こります。吐き気を感じたら横向きに寝て、体を曲《ま》げると楽になります。匂いに敏感になることが多いので、香水などの匂いの強いものを室内に置かず、風通しを良くしておきましょう。食事については、揚げ物や焼き魚、煮魚など匂いの強いものは避けます。消化の良いうどんや雑炊、口当たりの良い茶碗蒸しやゼリー、プリンなどは食べやすい食品です。

●下痢

抗がん剤により腸管粘膜が刺激されたり、ダメージを受けたりすることで起こります。食事は脂肪分の多い牛乳や乳製品は避け、おかゆやうどんなど消化の良いものを数回に分けて、少しずつ摂ります。カリウムの多いバナナや果物ジュースも効果があります。また、十分な水分補給をこころがけましょう。

●便秘

腸の働きを調節する自律神経に抗がん剤が作用することで起こります。水分を十分補給し、食物繊維《せんい》の多い食べ物を摂るほか、無理のない範囲で軽く運動してみましょう。

●口内炎

抗がん剤が粘膜にダメージを与えて起こるほか、血液の成分を造る骨髄機能が抑制されて起こります。治療前に歯科医に相談し、ブラッシングやうがいの指導を受けておくといいでしょう。こまめにうがいをし、口の中を乾燥させないようにします。食事は熱いものや辛いもの、塩分の強いものを避けます。

●脱毛

抗がん剤の種類によって、髪が抜ける場合と抜けない場合があります。精神的につらい副作用ですが、抗がん剤治療が終われば3～6ヵ月で再び髪は生えてきますので、あまり落ち込まないでください。洗髪の際には刺激の少ないシャンプーを使い、パーマやカラーリングは避けます。また、ドライヤーを使用するときは温度を低めに設定しましょう。

このほか、抗がん剤の副作用としては感染症、貧血、出血、しびれなどが起こることもあります。症状が出たら、速《すみ》やかに医療スタッフに相談しましょう。

「事業は何か」を問い直す

翌年、再び桜が咲き始めたころ――。

すやすやと母親の腕の中で眠る赤ん坊の頬《ほお》を、信吾はそっと撫《な》でていた。

「なあ香奈、やっぱりこいつは俺に似てるんじゃねえか」

「なに言ってるのよ。まだ赤ん坊なんだから、顔なんかどうなるかわからないじゃない」

苦笑しながら香奈が続ける。

「それにしてもお父さん、もうすっかり良いみたいね。お医者さんはなんておっしゃってるの？」

「うん。抗がん剤の治療はひとまず終わって、これからは半年に一度ずつ検査しながら様子を見ることになったよ。5年経って、何もなければ晴れて卒業ってわけだ」

「きっと大丈夫よ。初期のうちに手術したんだから」

香奈が励ますように言うと、信吾は生真面目な顔つきで言った。

「いや、油断は禁物だ。ドラッカー先生も言ってるだろ？」

ほとんどのマネジメントが、苦境に陥《おちい》ったときにしか「われわれの事業は何か」を問わない。もちろん、苦境時にはこの問いかけをしなければならない。事実、そのようなときに問いかけるならば、目ざましい成果をあげ、回復不能と見える衰退すら好転させることができる。

しかし苦境に立つまで待っていたのでは、ロシア式ルーレットに身をまかせるも同然である。それは、マネジメントとしてあまりに無責任である。この問いは常に行わなければならない。「われわれの事業は何か」を真剣に問うべきは、むしろ成功しているときである。成功は常に、その成功をもたらした行動を陳腐《ちんぷ》化する。新しい現実をつくりだす。新しい問題をつくりだす。「そうして幸せに暮らしました」で終わるのは、おとぎ話だけである。（『エッセンシャル版　マネジメント』）

「ひとまず治療は終わったけど、がんはいつ再発するかわからねえ。俺にはこれからやるべき〝事業〟があるんだから、くれぐれも体には気をつけなくちゃな」

「えっ、事業って、何か始めるんですか？」

香奈とともに実家を訪れていた博が不思議そうに尋ねると、得意げに信吾は言う。

「そりゃおめえ、がんの患者さんに俺の経験を伝えていくことさ。それからもうひとつは、この子が大きくなるまで――そうだな、さしあたって小学生になるまでは長生きすることも、これからの俺の事業だ」

そう言いながら、信吾は香奈の腕から赤ん坊を受け取って抱き上げる。

「おめえが生まれてきてくれたおかげで、俺の人生は変わったんだ。じいちゃん孝行な孫だな、おめえは」

成果をあげる自分にするのは自分

目尻を下げながら赤ん坊に語りかけていた信吾だが、やがて我に返ったような表情になった。

「あれっ。でも、よく考えるとおかしいぞ。香奈、おめえが妊娠したって言ってきたのは去年の3月ごろだったな。でも、こいつが生まれたのはつい2週間前だ。つうことは何か、赤ん坊は1年もおめえの腹ん中にいたってのか。計算が合わねえじゃねえか」

さらに考え込んだ後、信吾は「あっ」と驚いたように続けた。

「さてはおめえ、あのとき、俺に手術を受けさせるために『赤ちゃんができた』なんて嘘ついたのか！」

香奈がいたずらっぽい笑みを浮かべて言う。

「さあ、どうだったかしらね。いまさら細かいことはどうでもいいじゃない。こうして目の前には孫がいて、お父さんだって元気になったんだから」

釈然《しゃくぜん》としない様子で信吾が言う。

「そりゃまあ、そうだけどよ。なんか騙《だま》されたような気がするなぁ」

すかさず博が口を挟んだ。

「まあまあ、お義父さん。改めて振り返ってみてくださいよ。孫が生まれるから手術を受けようと決めたのも、がん患者会の講師を引き受けようって決めたのも、最終的にはお義父さんご自身じゃないですか。ドラッカーはこう言ってます」

自らを成果をあげる存在にできるのは、自らだけである。他の人ではない。したがってまず果たすべき責任は、自らのために最高のものを引き出すことである。人は、自らがもつものでしか仕事はできない。しかも人に信頼され協力を得るには、自らが最高の成果をあげていくしかない。(『非営利組織の経営』)

「僕や香奈もあれこれ口を出しましたけど、結果的にお義父さんはご自分の力で、新しい人生を切り拓《ひら》いたんですよ。すばらしいことじゃないですか」

「うーん。そういうことだったのかな」

信吾が頷くと、香奈がにやにやしながら問いかけた。

「ところでお父さん。例のフミコさんって人とは、どういう仲なの？」

「へ？　どうって、ただの仕事仲間だよ」

「あら、そう？　さっき台所に行ったら、見たことのないタッパーがあったから、もしかしてフミコさんが持ってきてくれたのかと思って」

香奈の鋭《するど》い突っ込みに、信吾がたじろぐ。

「あ、ありゃ、その、なんだ。俺はひとりもんで病《や》み上がりだから、食事も大変だろうって、たまに煮物やなんか持ってきてくれるんだよ」

「ふーん。お父さん、やるじゃない。お安くないわね」

「バ、バカ、勘違いするなよ。ただの同僚だって言ってんだろ」

耳を赤くしながら、なおも弁解する信吾をひとしきりからかった後、香奈は隣室の仏壇に向かった。手を合わせ、母の遺影に語りかける。

お母さん、赤ちゃんも無事に生まれたし、お父さんもすっかり元気になったよ。私はダメなマネジャーだったかもしれないけど、どうにか〝顧客〟のお父さんに満足してもらえたみたい。

あ――。

そこまで思ったところで、香奈は気づいた。

もしかすると、私にとっての本当の〝顧客〟はお母さんだったのかもしれないね。お母さん、いつもお父さんには長生きしてほしいって言ってたもんね。お母さん、これで良かったでしょう？

香奈は顔を上げ、遺影を見つめた。

写真の母は、小さく微笑んでいた。

第３章　もしドラッカーが病院の医師だったら

健康マネジメントに役立つ言葉

ここまで、第1章では「糖尿病」、第2章では「肺がん」をテーマに、病気にかかった患者さんの悩みを解消するのに役立つようなドラッカーの言葉を紹介してきました。このほかにも、健康マネジメントに役立つドラッカーの言葉はたくさんあります。

本章では、健康維持や病気にまつわるさまざまな悩みについて、「もしドラッカーが医師だったら、どんなアドバイスを与えてくれるだろうか」をQ&A方式で解説します。

健康診断は受けるべきか

Q1　仕事が忙しいこともあり、かれこれ20年近く健康診断を受けていません。いまのところ体調に特段の問題はないのですが、それでも健康診断を受けたほうがいいでしょうか。（50代男性　自営業）

A1　フィードバック分析から、いくつかの行うべきことが明らかになります。

ドラッカーは複数の著書で「フィードバック分析」の大切さを繰り返し説いています。このフィードバック分析とは、ごく簡単にいえば、仕事を始めるにあたって設定した目標と、実際の結果を比較する作業のことです。ドラッカーは言います。

フィードバック分析から、いくつかの行うべきことが明らかになる。（中略）フィードバック分析は、伸ばすべき技能や新たに身につけるべき知識を明らかにする。更新すべき技能や知識を教える。同時に、自らの技能や知識の欠陥を教える。（中略）行っていること、あるいは行っていないことのうち、仕事ぶりを改善し成果をあげるうえで邪魔になっていることを改めなければならない。（『プロフェッショナルの条件』）

健康管理において、最も効果的な「フィードバック分析」とは、定期的に健康診断を受け、自分の体が以前に比べて、どう変化しているのかを分析することでしょう。健康診断を受けることは、「自らの技能や知識の欠陥」、つまり体のどこに問題があるのかを知り、「成果をあげるうえで邪魔になっていることを改め」る、すなわち健康を損ねている原因を改善するきっかけになるのです。

さらに効果的なのは、体重や血圧を自分で測定し、場合によっては病院などでの検査の結果をグラフ化することです。特に血圧は一日に複数回、測定するとなおよいでしょう。最近では、IoT（Internet of Things）の進歩で、データを自分で入力する必要がないソフトまで登場しています。
相談者は健康に問題がないとおっしゃっていますが、自覚症状がない病気は数多くあります。特に、「生活習慣病」と呼ばれる高血圧、脂質異常症、糖尿病などは、初期のうちは自覚症状がほとんどありません。

簡単におさらいしておくと、高血圧とは、血管に過度の圧力がかかっている状態のことで、医療機関で測定した血圧値が収縮期血圧１４０㎜Hg以上もしくは拡張期血圧90㎜Hg以上が基準となります（自宅で測定する場合は、収縮期１３５㎜Hg、拡張期85㎜Hg以上が目安です）。高血圧は放置しておくと、脳出血、脳梗塞《のうこうそく》、狭心症《きょうしんしょう》、心筋梗塞、腎不全など深刻な病気を引き起こす恐れがあります。

また、脂質異常症とは、血液中に含まれる「悪玉」といわれるＬＤＬコレステロールや中性脂肪といった脂質が基準より多い状態や、「善玉」といわれるＨＤＬコレステロールが基準より少ない状態のこと。脂質異常症になると動脈硬化を起こしやすくなり、脳卒中や心筋梗塞などのリスクが高まります。日本動脈硬化学会の診断基準によれば、ＬＤＬコレステロール値が１４０mg／dL以上を「高ＬＤＬコレステロール血症」、１２０～１３９mg／dLを「境界域高ＬＤＬコレステロール血症」、ＨＤＬコレステロール値が40mg／dL未満を「低ＨＤＬコレステロール血症」、中性脂肪値が１５０mg／dL以上を「高トリグリセライド血症」としています。

糖尿病についても、第1章で詳しく解説した通り、放置しておけば深刻な合併症につながる恐れがあります。定期的に健康診断を受け、自分の体が以前に比べてどう変化しているのか、「フィードバック分析」を行いましょう。

やめられない煙草をどうすべきか

Ｑ２　体に悪いとは思いつつも、どうしても煙草をやめられません。（40代男性　会社員）
Ａ２　知りながら害をなすな、です。

煙草には５３００種類の化学物質が含まれますが、そのうち、実に70種類が発がん性物質です。

厚生労働省の「喫煙の健康影響に関する検討会報告書（２０１６年）」は、喫煙と病気の因果関係を、「レベル１（証拠十分）」「レベル２（因果関係を示唆）」「レベル３（因果関係不十分）」「レベル４（因果関係なしを示唆）」の４段階で判定しています。それによると、「科学的証拠は、因果関係を推定するのに十分である」とされる「レベル１」の病気として、鼻腔《びくう》・副鼻腔がん、口腔・咽頭《いんとう》がん、喉頭《こうとう》がん、食道がん、肺がん、肝臓がん、胃がん、膵臓《すいぞう》がん、膀胱《ぼうこう》がん、子宮頸《けい》がんが挙げられています。

また、同じくレベル1でがん以外の健康影響としては、脳卒中、歯周病、慢性閉塞性肺疾患（COPD）、呼吸機能低下、結核、虚血性心疾患《しっかん》、腹部大動脈瘤《りゅう》、2型糖尿病、早産などが挙げられています。

喫煙はこれほど多くの疾患と因果関係があるのですから、健康を守るために煙草をやめるのは自然なことでしょう。ドラッカーはこう言っています。

プロフェッショナルの責任は、すでに二五〇〇年前、ギリシャの名医ヒポクラテスの誓いのなかに、はっきり表現されている。「知りながら害をなすな」である。プロたるものは、医者、弁護士、マネジャーのいずれであろうと、顧客に対して、必ずよい結果をもたらすと約束することはできない。最善を尽くすことしかできない。しかし、（中略）知りながら害をなすことはないと信じられなければならない。（『エッセンシャル版マネジメント』）

みなさんは、医師などの医療プロフェッショナルではないかもしれませんが、自分の体については自分以上のプロフェッショナルはいません。もちろん、煙草をやめたからといって「必ずよい結果をもたらすと約束する」、つまり、絶対に病気にならないとはいえません。しかし、健康でいるために「最善を尽くす」のであれば、「害をなす」恐れのある喫煙は自分の意志でやめるべきでしょう。

禁煙は簡単に成功しないことも事実です。製薬会社ファイザーが２０１５年に実施した調査では、直近の1年間で禁煙に挑戦した１５１３人のうち、成功した人の割合は32・９％だったそうです。それだけ煙草をやめるのは難しいわけですが、禁煙を始めるにあたっては、本書でも何度か取り上げたドラッカーのこの言葉を思い出してはいかがでしょうか。

企業の目的と使命を定義するとき、出発点は一つしかない。顧客である。（中略）顧客を満足させることこそ、企業の使命であり目的である。（『エッセンシャル版　マネジメント』）

第1章の糖尿病編でも述べましたが、自分を「企業」と見なし、顧客のことを考えてみましょう。みなさんにとっての顧客――配偶者や子ども、親、友人、仕事仲間といった多くの人たちは、いったいどんな要望を持っているのか。その要望が「健康であること」ならば、そのための手段として禁煙する。そう考えてみてはいかがでしょうか。

もっといえば、あなた自身の体もあなたの顧客と考えることもできます。生き物の体は本来、健康を維持し、その働きを全うするようにできています。しかし、あなたの嗜好《しこう》や欲望のためにそれが阻害されているのだとしたら？　答えはおのずから明らかですよね。

単に煙草をやめることだけを目標にすると、一度吸ってしまっただけで「もうダメだ、失敗だ」と禁煙を断念してしまうかもしれません。しかし、顧客視点でより大きな目標を持てば、たとえ一度や二度くらい失敗しても、「明日から、またがんばろう」と気持ちを切り替えられるものです。

禁煙そのものは目標ではなく、目標に達するための「手段」だと考えるといいのではないでしょうか。

もっといえば、本当に大切なことは、単に「健康な体」「長い寿命」を手に入れることではなく、手にしたそれらを用いて、顧客（外の環境）にどのような貢献ができるかです。どう生きたか、どんな未来を引き寄せたか、それこそがドラッカー的視点ではないかと思います。

世界保健機関（ＷＨＯ）の「たばこ使用者のための禁煙ガイド」（２０１４年）は、煙草を吸い続ける人に比べ、30歳ごろ禁煙を始めると約10年、40歳ごろで約９年、50歳ごろで約６年、60歳ごろで約３年、寿命が長くなるとしています。自分が長生きすることで満足してくれる人たちのことを思い浮かべて、禁煙に取り組みましょう。

ドラッカーは言います。

言い換えるならば、成果をあげることは一つの習慣である。実践的な能力の集積である。実践的な能力は修得することができる。それは単純である。あきれるほどに単純である。七歳の子供でも理解できる。しかし身につけるには努力を要する。掛け算の九九を習ったときのように練習による修得が必要となる。六、六、三六が何も考えずにいえる条件反射として身につかなければならない。習慣になるまで何度も反復しなければならない。（『経営者の条件』）

「習慣化する」ことを、失敗しても何度でもチャレンジする。試みる。それこそが重要なことなのです。

病院は手術数の多い先にすべきか

Q3　大腸がんと診断され、病院選びで迷っています。手術数の多い病院で治療を受けたほうがいいのでしょうか。（70代男性　無職）

A3　データを取る行為は客観的でも中立的でもありえません。

近年は、どの病院がどのくらい手術を行っているかを「手術数ランキング」として紹介しているウェブサイトや書籍が数多くあります。そうしたランキングを病院選びの参考にしている患者さんも少なくないでしょう。

もちろん、手術数が多いか少ないかは病院選びの参考になると思いますし、病院ごとの特徴を調べるのは大切なことでしょう。ただ、気をつけていただきたいのは、「ひとつのデータだけに頼らない」ということです。ドラッカーは言っています。

組織においてわれわれが扱う人間社会、すなわち複雑な知覚の世界においては、測定という行為は客観的でも中立的でもありえない。主観的な行為であり、何がしかの偏《かたよ》りを持たざるをえない。（『エッセンシャル版　マネジメント』）

がんの治療は手術だけでなく、放射線治療や抗がん剤治療など、ほかにもさまざまな治療法があります。「手術数ランキング」は、数ある治療法の中で、「手術」というひとつの治療法だけに「偏った」データです。見方を変えれば、手術数の多い病院とは、もしかすると「手術を優先する」病院なのかもしれません。

もちろん、相談者の方が手術を選択すると決めているのなら、手術数ランキングはひとつの物差しになるでしょう。しかし、手術数だけで病院を決めてしまうのは早計です。放射線治療や抗がん剤治療の実績、自宅からの通いやすさ、入院期間、リハビリ支援体制など、総合的に考えて判断しましょう。大切なのは、複数のデータを総合的に検討すること、そして優先順位をつけることです。

優先順位が必要である。あらゆることを少しずつ手がけることは最悪である。いかなる成果もあげられない。まちがった優先順位でも、ないよりはましである。（『エッセンシャル版マネジメント』）

患者さんが「病院機能のうち〝何〟を大切にしているのか」＝優先順位の決定を自らに問い直し、たとえその優先順位が間違っていたとしても、その優先順位に従って病院を選ぶ、ということをおすすめしたいと思います。

また、第2章でも触れましたが、提示された治療法に納得できない場合はセカンドオピニオン、場合によってはサードオピニオンも含め積極的に活用してください。ただ聞けばいいというものでもないので、サードオピニオンくらいまででしょう。

良い医師の見分け方はあるか

Q4　良い医師の見分け方を教えてください。（60代女性　主婦）
A4　聞け、話すな、です。

患者さんにとって、良い医師とはどんな医師でしょうか。手術がうまい医師なのか、治療期間が短い医師なのか、たわいない世間話にも気軽に付き合ってくれる医師なのか……。患者さんによって基準はさまざまですから、一概に「これが良い医師の見分け方だ」と申し上げるのはたいへんに難しいことです。前にも引用しましたが、ドラッカーはこう言います。

ともに働く者、特に部下に対しては、真摯であるかどうかは二、三週間でわかる。無知や無能、態度の悪さや頼りなさには、寛大たりうる。だが、真摯さの欠如は許さない。決して許さない。（『**エッセンシャル版　マネジメント**』）

しかし、大前提としていえることは、「良い医師」とは、コミュニケーション能力の高い医師である、ということです。

聞け、話すな、である。（『経営者の条件』）

このドラッカーの言葉は、まさしく医師にこそ当てはまる言葉だと思います。

医師の良し悪しを見分けるには、「患者さんの話をきちんと聞き出し、患者さんに気づきを与えてくれるような質問をしてくれるかどうか」がひとつの基準といえるかもしれません。

がん不安がなくなる方法はないか

Q５　母が乳がんにかかりました。娘の私も、いずれ乳がんにかかるのではないかと不安です。（20代女性　会社員）

A５　仕事として具体化しなければ、よき意図にすぎません。

一般に、母親が乳がんの場合、その子どもが乳がんになる可能性は、家族に乳がん患者がいない場合に比べ、約２倍といわれます。また、母親と姉または妹がともに乳がんの場合は、家族に乳がん患者がいない場合に比べ、約３・６倍も乳がんになる可能性が高くなるといわれています。

ですから、相談者の方が不安な気持ちになるのはもっともでしょう。ただ、いたずらに不安がってばかりいても仕方ありません。第2章でも取り上げましたが、ドラッカーはこう言っています。

変化への抵抗の底にあるものは無知である。未知への不安である。しかし、変化は機会と見なすべきものである。変化を機会として捉えたとき、初めて不安は消える。（『エッセンシャル版　マネジメント』）

相談者は乳がんという「未知」なるものに対して不安な気持ちを抱いているのでしょう。しかしこの際、お母さまが乳がんになったという「変化」を「機会」として捉えてはいかがでしょうか。これまで知らなかった乳がんという病気について勉強し、これからどういう対策を取ればいいのかを考えてみる。それによって、不安な気持ちを解消することができるのではないでしょうか。

ドラッカーはこうも言っています。

最善の戦略計画さえ、仕事として具体化しなければ、よき意図に過ぎない。（『エッセンシ

ャル版　マネジメント』）

乳がんの予防法としては、喫煙しない、過度な飲酒をしない、定期的な運動を心がける、飽和《ほうわ》脂肪酸を摂り過ぎないなど、生活習慣を改めることが必要です。もちろん、定期的に乳がん検診を受けることも大切です。

そして、乳がんを予防するための「戦略計画」ができたら、「仕事として具体化」する、つまり、きちんと取り組みましょう。せっかく乳がんの対策を勉強しても、実践しなければ「よき意図」で終わってしまいます。

医師への謝礼はどうすべきか

Q６　良い治療を受けるには、医師に謝礼を支払ったほうがいいのでしょうか。（80代女性無職）

A６　「なされるべきこと」を考えましょう。

年配の患者さんの中には、医師に謝礼を渡さなければいけないと考えている方もいらっしゃるかもしれません。しかし、はっきり申し上げますが、医師に謝礼は不要です。謝礼を渡したからといって、手術をうまくやってもらえるわけでもありませんし、治療期間が短くなるわけでもありません。せいぜい、にこやかに接してもらえるくらいでしょう。

ドラッカーは言います。

第一に身につけるべき習慣は、なされるべきことを考えることである。何をしたいかではないことに留意してほしい。（『経営者の条件』）

謝礼を渡すのは「なされるべきこと」でしょうか。「（患者さんが）何をしたいか」ですか。それをよく考えてください。すると、「謝礼」は「なされるべきこと」ではないとお気づきいただけるのではないかと思います。

もし、それでもお礼を渡したいという場合は、お菓子やお茶など、思いのこもった贈り物がいいと思います。

医師の説明が理解できない

Ｑ７　治療法について医師の説明が難しく、きちんと理解できません。何度も聞き直しては、医師に迷惑でしょうか。（70代女性　主婦）

Ａ７　専門家のアウトプットを翻訳してもらいましょう。

患者さんが理解できるように説明するのは医師の義務です。わからないのは患者さんの責任ではなく、医師の責任です。

医師の説明が理解しにくいときは遠慮せず、わかるまで聞き直してください。ドラッカーもこう言っています。

コミュニケーションを行うには、「受け手の知覚能力の範囲内か、受け手は受けとめることができるか」を考える必要がある。（中略）コミュニケーションを成立させるには、受け手が何を見ているかを知らなければならない。その理由を知らなければならない。（『エッセンシャル版　マネジメント』）

まさに、医師に向けて書かれたような言葉といえるでしょう。医師は、患者さんの「知覚能力の範囲内」を考え、患者さんのわかる言葉で説明しなければならないのです。

ただ、患者さんにもひとつ気をつけていただきたいことがあります。第2章でも紹介しましたが、ドラッカーはこう語っています。

組織の目標を専門家の用語に翻訳してやり、逆に専門家のアウトプットをその顧客の言葉に翻訳してやることもマネジャーの仕事である。（『エッセンシャル版　マネジメント』）

専門家（医師）の言葉を、患者本人より冷静に受け入れ、それを噛《か》み砕《くだ》いて患者に説明してくれるような家族や信頼できる知人に、翻訳係のマネジャーとして同席してもらうことも、場合によっては重要だと思います。また、そのマネジャーは、「対応責任者」として、第2章の香奈さんのように、なるべく治療期間を通して医療従事者とのパイプ役になっていただくことが望ましいと思います。

どこまで治療費をかけるべきか

Ｑ８　末期の肺がん患者です。保険適用外の抗がん剤治療を受ければ、１〜２年程度は延命できるかもしれない、と言われました。しかし、費用が高額な自由診療を受けると、子どもたちに残してやれる財産が減ってしまうので悩んでいます。（80代男性　無職）

Ａ８　「組織の成果に影響を与える貢献は何か」を自らに問わなければなりません。

保険適用外の抗がん剤治療には、数百万円、場合によっては数千万円といった高額の費用がかかります。相談者の方が判断に悩まれるのも、もっともなことだと思いますし、答えは簡単には出ないと思います。ここでは、ひとつのヒントとしてドラッカーのこんな言葉を紹介しておきましょう。

成果をあげるためには、貢献に焦点を合わせなければならない。手元の仕事から顔をあげ、目標に目を向けなければならない。「組織の成果に影響を与える貢献は何か」を自らに問わなければならない。すなわち、自らの責任を中心に据《す》えなければならない。（『プロフェッショナルの条件』）

あなたの所属する「組織」、つまり家族にとって何が「成果」なのか。「なされるべきこと」とはいったい何なのか。そして、この成果に向けて、あなたにはどういう「貢献」ができるのかを考えてみてはいかがでしょうか。

一様ではないその答えを、患者を主体にした〝チーム〟で追い求めていくプロセスこそ、「ドラッカー患者学」だといえるかもしれません。

第４章　なぜいま、「ドラッカー患者学」なのか

「ドラッカー患者学」という希望

本書をここまでお読みいただき、ありがとうございました。しかし、みなさんの中にはきっとひとつの疑問が浮かんでいるはずです。なぜいま「ドラッカー**患者学**」なのか？　と。

ドラッカーの考え方を医療分野に当てはめるにはふたつの方向性があるといえます。まずひとつは、病院など医療組織のマネジメントにドラッカーの考え方を当てはめるということです。もうひとつは、本書でストーリー化してみたように、ドラッカーの考え方を患者に適用すること、とりわけ医師と患者の関係に適用しようというものです。

本書で繰り返し触れましたが、これまで日本において、患者は医療に関する意思決定に大きく関与することがありませんでした。アクセンチュアによる「アジア太平洋地域における医療イノベーションおよび刷新調査２０１６年」では、他国との比較で「日本の生活者は健康を管理するにあたっての医療サービス依存度が高い」とされています。

もうひとつこの調査からわかったのは、「日本の患者は人同士の接触を強く望んでいる」ということでした。

このような、生活者である患者の「マインドセット（思考様式）」によって、日本では患者が自分の医療に関する意思決定に大きく関与することが少なかったといえます。簡単にいえば、

「医師にお任せ」であったのです。

もちろん、これは悪いことばかりではありません。詳しくは拙著『日本の医療、くらべてみたら10勝5敗3分けで世界一』（講談社＋α新書）を見てほしいのですが、日本は世界一といってもいいのです。国民皆保険制度という、患者さんにとってはかなり恵まれた環境を持ち、すぐに医師を受診することができます。しかも、そのために高額な医療費などを考慮し、「医師を受診しない方法」も含めいろいろ考えてから初めて医師を受診する、というマインドセットの国に比べて、医療サービスへの依存度が高く、人同士の接触を望む（この場合は医師に対して）ことになってきたのです。

詳しく見ていきましょう。

医師‐患者間の情報の非対称性

医療を分析する「医療経済学」という学問分野があります（171ページ、コラム⑭参照）。この重要な考え方に、「情報の非対称性」という概念があります。情報の非対称性とは、いったい何でしょうか。

これはまず、ある財の需要側と供給側との間に、保有する情報の質や量に差異がある状態のことを意味します。財というとおおげさですが、製品やサービスと思ってください。多かれ少なかれ、どんな財でも需要側と供給側との間に情報の差はあります。どんな製品でもサービスでも、百パーセント理解してから購入することはできないでしょう。そうした状態のことを指します。

医療分野では、とりわけこの「情報の非対称性」が医師と患者の間で大きいのです。さらには、急に意識を失った脳出血患者のような急性期患者では、「情報の非対称性」がもっと大きくなるおそれがあります。

この後で述べますが、昨今、ICT（Information and Communication Technology：情報通信技術）の急速な発達によりこうした「情報の非対称性」は少しずつ改善されつつあります。しかし、そうであっても、多くの方にとって、6年間医学部で勉強を行ってきて、さらに現実に多くの患者を診察している医師との「情報の非対称性」は大きなものがあります。医師には、とても希望を伝えたり、質問することなんてできない、と思えたり、その一方で、インターネットの情報は正しいのだろうかと迷ってしまったりすることがあるでしょう。逆にいえば、「医師に非常に高額な治療を押しつけられてしまうのではないか」という不安感も出てくるかもしれません。

そこで医療の世界、とくに国民皆保険制度の下《もと》では、医師や医療機関の取り分である「診療報酬」が国で決められており、市場で値段を決めるのではなく、〈コスト＋適正利潤＝価格〉の価格体系が取られてきました。

通常の消費行動は、値段を考えてみなさんが意思決定するものであり、それは医療においても

医療をめぐる学問

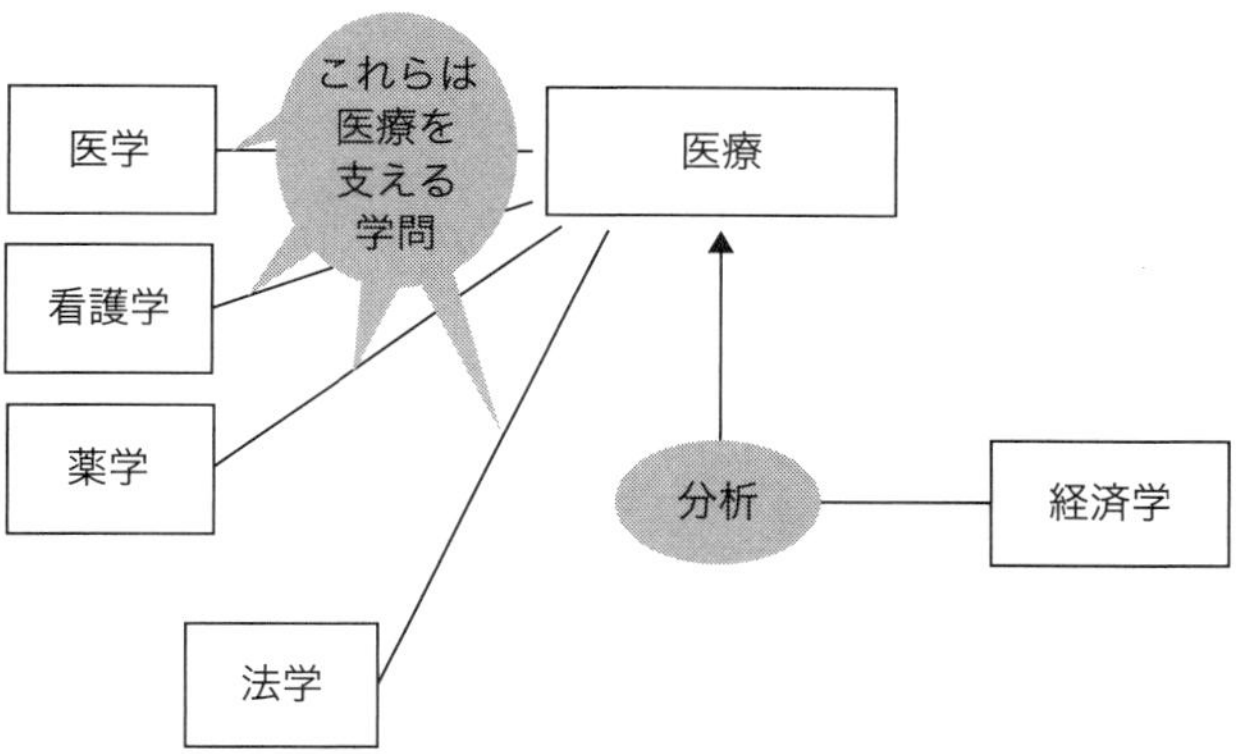

『入門 医療経済学――「いのち」と効率の両立を求めて』真野俊樹著、中公新書より改変

同じです。ところが日本の医療の世界ではそうした一般的な消費行動が成立しません。だからこそ余計に、「医師にお任せ」になってきてしまった面は否めないでしょう。

コラム⑭医療経済学とは

医療経済学とは、簡単にいえば、医療分野を経済学の手法を用いて分析する学問です。医療は患者を元気にするためのものですが、その方法の根拠に医学などがあります。上図に示すように、医学や看護学、薬学といった学問から得られる知見をもとに医療が行われます。その医療のプロセスや結果を経済学の手法で分析するのが医療経済学です。

医療に潤沢《じゅんたく》なお金が注ぎ込まれている

時代には、この学問は重要ではありませんでした。しかし、超高齢社会となり、医療費が国家財政を圧迫するようになってからというもの、非常に重要な学問とされるようになってきています。

理想の医療と医療の変化

昨今重要になってきているのが、個人や家族でどこまで医療の問題を解決できるのか、という視点です。そして、そのためには前提として「正しい情報」が必要になってきます。

私も、企業の顧問医である産業医を含め、診察業務を続けていますが、そこで実感するのはやはり、生活者の希望は「正しい情報」であるということです。

生活者側のインターネットの使用率は上昇しています。そして、他の生活者のブログなどで健康や医療情報が氾濫《はんらん》しています。その膨大な情報の渦《うず》の中で、どの情報を取捨選択していいのかがわからない、というのが生活者の現状です。つまるところ、どの情報をもとにして医師に意見を言ったり、質問をしたりしたらいいかがよくわからない、という状況なのです。

しかし、そんな中でも、本書で取り上げた例でわかるように、「ドラッカー患者学」としては、医師に対して患者の側から意見や希望を言ってもらうことを推奨しています。その理由を知るために、「医療の理想」について考えてみたいと思います。

患者にとっての理想は、安く、いいものを、いつでも（すぐに）得られることといえるでしょう。

「うまい、安い、早い」といった表現で思い出されるものの代表例は、ファストフードです。しかし、ここで言う「安い」と「早い」は、客観的に証明することができますが、「うまい」は、あくまで値段の割に「うまい」という意味でしかありません。ところが、この「値段の割に」という枕詞《まくらことば》がなくなってしまっていることが、医療においてさまざまな誤解のもとになっています。

たとえば、2万円のフランス料理と300円のファストフードが同じ基準で測《はか》れるはずがありませんし、おなじ「うまさ」であるわけもありません。

実はこれは、日本の医療にも当てはまる話なのです。国民皆保険下で、公定価格で平等を旨《むね》として行われている日本の医療では、「うまさ（医療の質）」は「値段」と切り離されています。安価で非常に高い医療を受けることができ、患者はコストのことを考える必要がありません。医師に任せていれば、健康保険の範囲内で考えうる最高の医療を受けることが可能になります。これが、日本が「お任せ医療」になってしまった原因のひとつです。

しかし、ポイントは、そうした日本の医療は客観的評価では世界一の水準にあるにもかかわらず、患者側の「主観的な満足度」は必ずしも高くない、ということです。

この理由は、「うまい」が主観的なものであるためです。人間の主観は便利なもので、「このくらいの値段であれば味はこんなものだろう」ということで満足してしまいます。そもそも日本の医療の値段は安いので、患者さんが「費用対効果」を踏まえて医療の成果を考えた場合には、いい評価になるはずだ――それが医療関係者や行政の感覚でした。しかし、これが難しい。というのは、「値ごろ感」というのは、何か比較の物差しをもって初めてわかることだからです。通常、医療は個別性が強く、患者は自分の病気の値ごろ感をほかと比較して判断することができないのです。

だからこその「公定価格」なのですが、このため日本の医療においては、「値段との比較での満足度は上がりにくそうだ」と言うことができるでしょう。

翻《ひるがえ》って日本の医療の場合、患者に満足を感じてもらうにはどうすればいいかを考えると、これまで「客観性」のみを指標にしていたものを、「主観性」をも含めたものに変えればいい、ということになります。

医療の世界では、急性期の医療は数が少なくなってきて、本書で取り上げたような糖尿病やがんといった、長期にわたり闘病しなければならない病気が増えてきています。データなどで測る「客観的に正しいこと」ではなく、患者たちは「自分の人生」という「主観的な尺度」を用いて

患者と医師の好循環

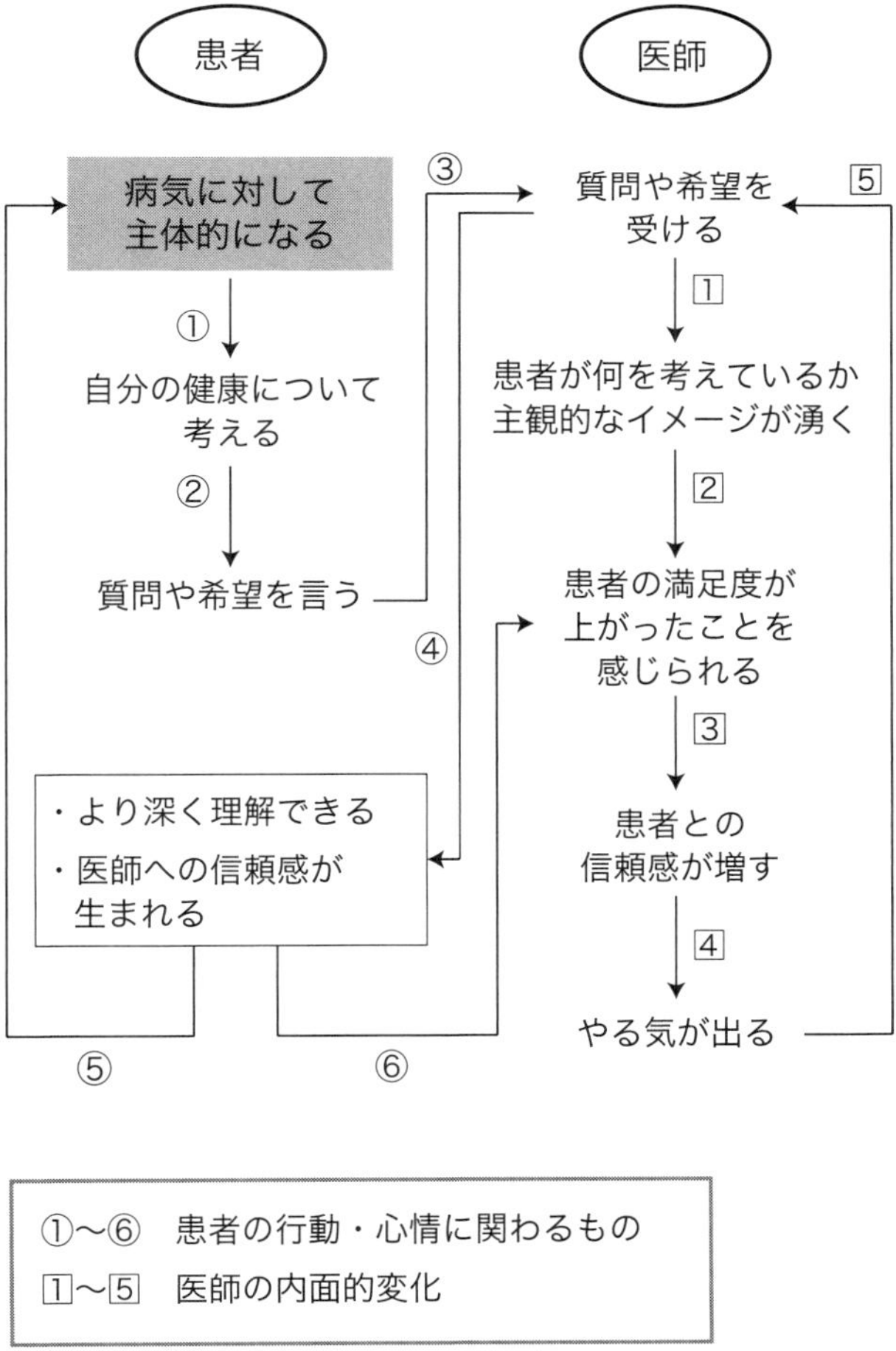

筆者作成

満足度を考えます。したがって、この患者それぞれの「主観的な満足度」をいかに上げられるか、それを考える視点がいま、非常に重要なのです。そしてそのためには、175ページの図に示すような医師と患者のコミュニケーションが重要です。

さらにいえば、第1章でも引用したように、次のようなドラッカーの言葉があります。

ほかの人間をマネジメントできるなどということは証明されていない。しかし、自らをマネジメントすることは常に可能である。（『経営者の条件』）

自らを、あるいは自らの病気をマネジメントできるのは患者さん本人にほかなりません。そう考えれば、意思決定は医師ではなく自分が行うことになるし、そのためには自分で考え、医師に質問したり希望を言うことになるはずです。当然、病気になる前、ふだんから自分の健康状態を見過ごすわけにはいきません。

差し迫る重大な現実を見逃し、あるいは注意さえ払わないことほど危険なことはない。（『断絶の時代』）

50-69歳女性のマンモグラフィー検診受診割合(2013年)

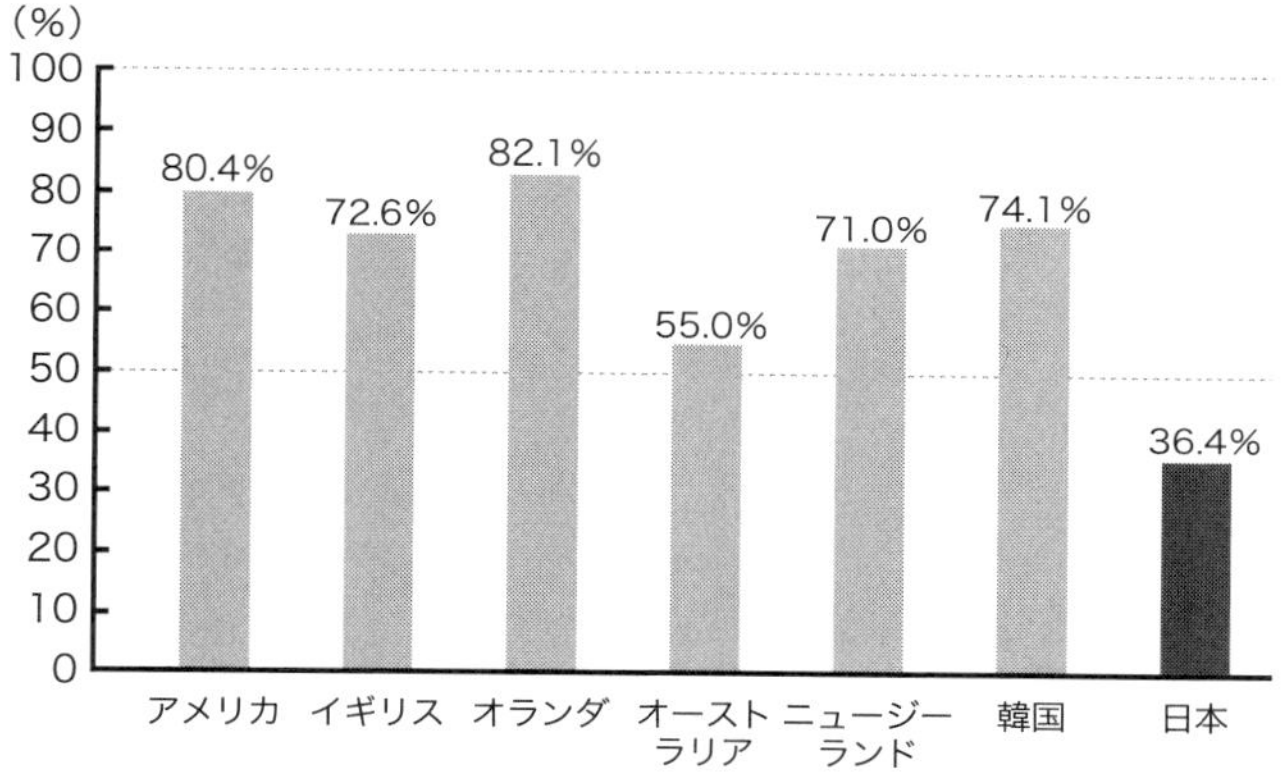

出典：OECD、OECD Health Data 2013、June 2013

人間誰しも、長く続いてきたものが正常であって、永久に続くべきものと考えるからである。（『エッセンシャル版　イノベーションと企業家精神』）

そして、そのようにマインドを変えることで175ページの図のような、好循環が生まれていくと私は考えます。

早期発見がなにより重要

話題が変わりますが、健康について差し迫った危機を発見するためには、健康診断が欠かせません。

ここで気をつけなければいけないのは、日本では健診は生活習慣病の発見や対策が中心であって、がんの早期発見には向かない、という点です。

第2章でも話題にしましたが、177ページの図に示すように、日本のがん検診の受診率は決して高くはありません。国際比較では日本の受診率の低さが突出しているのが現状です。第2章でも、主人公の信吾さんは、ふだんからがん検診を受けていれば、もう少し早く自身の肺がんを発見できた可能性があるといえます。

もちろん、人間ドックを利用することも、さまざまな病気を発見するためにはとても重要になってきます。

コラム⑮健診と検診

実は、医療者であっても厳密に使い分けているとはいえないところがあるのですが、「健診」は健康診断のことを意味し、健康であるか否かを確かめるために行います。つまり、「病気の危険因子」があるか、すでに病気の可能性が高いのかを見ていくものであって、特定の病気を発見していくものではありません。一方、「検診」は、がんなどの特定の病気を早期に発見し、早期に治療することを目的としています。

安易な民間療法は危険

がんという病気に関しては、もうひとつ気をつけなければならないことがあります。それは、安易に民間療法に走らないほうがよい、ということです。

われわれは期待しているものだけを知覚する。（『エッセンシャル版　マネジメント』）

また、「いいこと」しか言わないものには十分な注意が必要です。

民間療法に関しては、次のような報告も出てきています（ＡＦＰＢＢニュース　２０１７年８月19日12時16分　発信地：パリ／フランスより）。

米エール大学医学大学院（Yale University School of Medicine）のスカイラー・ジョンソン(Skyler Johnson) 氏らの研究チームが、代替医療を選択したがん患者の死亡率は、標準治療を選択した患者より最大で5倍程度高くなると発表しました (ちなみに代替医療とは、通常医療の代わりに用いられる医療のこと)。

この研究チームは、米国において、乳がん、前立腺がん、肺がん、結腸がんと診断され、効果が証明されていない代替医療を1種類以上受けることを選択した患者281人を抽出。そして、これらの患者の治療後の健康状態を、別のがん患者560人と比較しました。その際には年齢や人種、その他の健康要因も考慮しました。

平均すると、代替医療を選択した患者の診断後5年以内の死亡率は、標準治療を選択した患者の2・5倍以上だったといいます。

ジョンソン氏は、「患者たちは代替医療に難色を示しがちな医師には正直に話したがらない傾向もあり、代替医療を選択した患者の正確な人数はわからないが、現在提供されているがんの代替医療をすべて合わせると、数十億ドル（数千億円）規模のビジネスになっているのではないか」と述べたそうです。

ドラッカー患者学の6つの願い

本書の読者のみなさんには、ビジネスパーソンなど、組織人としての経験が豊富な方もおられると思います。ここで少しだけ、ドラッカーと病院の関係についてまとめてみたいと思います。

一般的にはドラッカーはビジネスの世界で有名で、医療の世界との関係性が語られることはこれまであまりありませんでした。しかし、ドラッカーの身近に医師など病院関係者が多く存在していた、という点は注目に値《あたい》すると思います。ドラッカー自身が病院経営に直接言及している部分は多くはありませんが、非営利組織の研究には多大な労力を注いでいます。ドラッカーが「非営利組織」として考えている部分に、ドラッカーの病院経営に対する示唆《しさ》が多くあるのではないかと私は思います。

非営利組織では、目標として営利、つまりお金儲けを設定しづらい分、仕事自体の価値評価の重要さが増してきます。病院や診療所の世界も同じです。

病院などの話が多く触れられている『非営利組織の経営』の中で、ドラッカーは言います。

非営利組織には成果を重視しない傾向がある。ところが成果は、企業よりも非営利組織において大きな意味をもつ。（中略）企業には財務上の収支がある。（中略）損益は具体的である。（中略）これに対し非営利組織は、（中略）それを測定する方法を考えなければならない。いずれにせよ、常に考えるべきは成果である。（『非営利組織の経営』）

非営利組織に働くあらゆる者が何度も何度も繰り返すべき究極の問いは、「自分はいかなる成果について責任をもつべきか、この組織はいかなる成果について責任をもつべきか、自分とこの組織は何をもって憶《おぼ》えられたいか」である。（『非営利組織の経営』）

同書には、日本の医療界が弱そうな部分への指摘もあります。たとえば次のような一文に頷《うなず》く医療関係者は多いはずです。

自らの組織が何のために存在しているかを知るために、非営利組織に働く者、特にその幹部は、頻繁に外へ出なければならない。組織の内部に成果はない。そこにはコストしかない。(中略)したがって非営利組織が成果をあげるには、組織の人間が外へ出る機会を何度でももたせなければならない。(『非営利組織の経営』)

ドラッカーと病院経営との関連はこのくらいにしましょう。

さて、最後になりますが、医師として「ドラッカー患者学」の視点で患者のみなさんにお願いしたい6つのことをまとめて本書を締《し》めくくりたいと思います。みなさんも第1章の辰平さん、第2章の信吾さんのストーリーを思い出しながら、この「お願い」の意味を考えていただければ幸いです。

〈「ドラッカー患者学」からの患者のみなさんにお願いしたい６つのこと〉

①医師には質問をしたり、希望を伝えてください。

②現状を医師にドンドン話してください、ただ医師も忙しいので端的な話をお願いします。

③医師などの医療者が病気を治すのではなく主役は患者さんです。主役としての行動をお願いします。

④健診や検診は受けましょう。

⑤安易な民間療法は危険な場合もあることをご認識ください。

⑥真摯《しんし》に病気と向き合いましょう。かかってしまったことを悔《く》いても仕方がないのです。

短いまとめ

今回で講談社＋α新書は私にとって3冊目になります。1冊目はいまを去ること十数年前、患者視点の医療が重要になると思い、患者目線でかつ当時勉学中であった経済学目線での本となりました、『賢い医者のかかり方――治療費の経済学』（２００３年４月）がそれです。いまから思うと、少し時代が早かったのかもしれません。

２冊目の本は昨年、つまり２０１７年の２月に刊行されました。これは、『日本の医療、くらべてみたら10勝５敗３分けで世界一』というタイトルで、日本の医療の良さを再認識しようというものでした。

どうしてそんな書籍を書いたのでしょうか。１冊目の書籍から私の想いは一貫して変わらず、医療の立場からいえばチーム医療、患者さんの立場からいえば、最近の経営学の流行《はや》り言葉でいうとエンゲージメントとでもいうのでしょうか、医師や医師以外の医療者が患者さんと一緒になって、つらい病気に立ち向かっていこうという姿勢を作ることが肝要だからです。

その視点で見ると、現在の日本で医師不信や医療不信がひどくなっていることはゆゆしきことです。お隣《となり》の中国では、医師不信が増大し（詳しくは拙著『日本の医療、くらべてみたら10勝5敗3分けで世界一』をお読みください）、医師が患者さんに殺されてしまうという事件も頻発しているようです。

しかし、患者さんにとって医師や医療者は敵でもなんでもなく、味方ですし、ドラッカー的にいえば、医師や医療者は「そのアウトプットを、患者自らが翻訳するべき専門家」になります。

そういった視点からの本なので、この書籍は、「ドラッカーの考え方を使う」といっても経営の本ではありません。患者さんが、あるいは病気になる前の生活者としてどのようなことを考えるのがいいのか、どうやって病気にならないように予防していくのか、また病気になったときにどのように考えていけばいいのかということを、ドラッカーの考えを使って書いたものだといえます。

繰り返しになりますが、日本の医療は「世界一」ともいえる高水準です。しかし、その良さが患者さんたちに十分伝わっていないのも事実です。それが治療格差につながっているのです。メディアなどでも、有名人の治療法について「ああすればよかったのに」などと取り沙汰されています。もちろん、それには医療者の責任もあると思います。しかし、病気になっているのはなにより患者さんですから、伝わらないことで困るのは患者さん自身です。

その意味で、患者さんがドラッカーの考え方を学び、医師と患者のより良い関係、あるいは医師から上手に知恵や能力を引き出す方法を習得する、という目的で本文は書かれています。

最後になりましたが、アドバイザーの池田雅彦先生、ライターの平井康章さん、ドラッカー学会の方々、そして、私の大学での仲間や家族に感謝いたします。また、「対立を見ないときに決定を行うな」ではありませんが、途中でドラッカーに対する解釈の相違から激論になることもありました。そんなときに、コーディネーター的な役割をしてくださった講談社の鈴木崇之さん、村上誠さんにも感謝を込めてこの短いまとめを終わりたいと思います。

この本が皆様のお役に立てば幸いです。

2018年3月

真野《まの》俊樹《としき》

真野俊樹

1961年、愛知県に生まれる。中央大学大学院戦略経営研究科教授、医学博士、総合内科専門医、経済学博士、MBA。名古屋大学医学部卒業後、内科医として勤務ののち、95年、米コーネル大学医学部研究員。英レスター大学大学院でMBA取得。その後、大和総研主任研究員、大和証券SMBCシニアアナリストなどを歴任し現職。多摩大学大学院のほか多くの大学で教鞭をとり産業医活動も行う。

著書には『医療が日本の主力商品となる』(ディスカヴァー携書)、『新版　医療マーケティング』(日本評論社)、『賢い医者のかかり方』『日本の医療、くらべてみたら10勝5敗3分けで世界一』(以上、講談社+α新書)などがある。

講談社+α《プラスアルファ》新書　154-3 B

治《ち》療《りょう》格《かく》差《さ》社《しゃ》会《かい》

ドラッカーに学ぶ、後悔しない患者学

真《ま》野《の》俊《とし》樹《き》

2018年4月19日第1刷発行

発行者———— 渡瀬昌彦

発行所———— 株式会社 講談社
東京都文京区音羽2-12-21 〒112-8001
電話 編集(03)5395-3522
販売(03)5395-4415
業務(03)5395-3615

デザイン———— 鈴木成一デザイン室

カバー印刷———— 共同印刷株式会社

印刷———— 慶昌堂印刷株式会社

製本———— 株式会社国宝社

本文データ制作—— 講談社デジタル製作

本文図版———— 朝日メディアインターナショナル株式会社

定価はカバーに表示してあります。

落丁本·乱丁本は購入書店名を明記のうえ、小社業務あてにお送りください。

送料は小社負担にてお取り替えします。

なお、この本の内容についてのお問い合わせは第一事業局企画部「＋α新書」あてにお願いいたします。

Printed in Japan
ISBN978-4-06-291524-3

講談社＋α新書

書名	著者	内容	価格	番号
「ハラ・ハラ社員」が会社を潰す	野崎大輔	ミスを叱ったらパワハラ、飲み会に誘ったらアルハラ。会社をどんどん窮屈にする社員の実態	840円	732-1 A
偽りの保守・安倍晋三の正体	岸井成格 佐高信	保守本流の政治記者と市民派論客が、「本物の保守」の姿を語り、安倍政治の虚妄と弱さを衝く	800円	733-1 C
大メディアの報道では絶対にわからない どアホノミクスの正体	佐高信 浜矩子	稀代の辛口論客ふたりが初タッグを結成！激しくも知的なアベノミクス批判を展開する	840円	733-2 C
大メディアだけが気付かない どアホノミクスよ、お前はもう死んでいる	佐高信 浜矩子	過激タッグ、再び！悪あがきを続けるチーム・アホノミクスから日本を取り戻す方策を語る	840円	733-3 C
日本再興のカギを握る「ソニーのDNA」	辻野晃一郎 佐高信	挑戦しない、個性を尊重しない大企業病に蝕まれた日本を変えるのは、独創性のDNAだ！	840円	733-4 C
一回3秒 これだけ体操 腰痛は「動かして」治しなさい	松平浩	『NHKスペシャル』で大反響！介護職員をコルセットから解放した腰痛治療の新常識！	780円	734-1 B
遺品は語る 遺品整理業者が教える「独居老人600万人」「無縁死3万人」時代に必ずやっておくべきこと	赤澤健一	多死社会はここまで来ていた！誰もが一人で死ぬ時代に、「いま為すべきこと」をプロが教示	800円	735-1 C
ドナルド・トランプ、大いに語る	セス・ミルスタイン 編 講談社 編訳	アメリカを再び偉大に！怪物か、傑物か、全米が熱狂・失笑・激怒したトランプの〝迷〟言集	840円	736-1 C
ルポ ニッポン絶望工場	出井康博	外国人の奴隷労働が支える便利な生活。知られざる崩壊寸前の現場、犯罪集団化の実態に迫る	840円	737-1 C
18歳の君へ贈る言葉	柳沢幸雄	名門・開成学園の校長先生が生徒たちに話していること。才能を伸ばす36の知恵。親子で必読！	800円	738-1 C
本物のビジネス英語力	久保マサヒデ	ロンドンのビジネス最前線で成功した英語の秘訣を伝授！この本でもう英語は怖くなくなる	780円	739-1 C

表示価格はすべて本体価格（税別）です。本体価格は変更することがあります

講談社+α新書

選ばれ続ける必然 誰でもできる「ブランディング」のはじめ方
佐藤圭一
商品に魅力があるだけではダメ。プロが教える選ばれ続け、ファンに愛される会社の作り方
840円 740-1 C

歯はみがいてはいけない
森昭
今すぐやめないと歯が抜け、口腔細菌で全身病になる。カネで歪んだ日本の歯科常識を告発!!
840円 741-1 B

やっぱり、歯はみがいてはいけない 実践編
森昭 森光恵
日本人の歯みがき常識を一変させたベストセラーの第2弾が登場! 「実践」に即して徹底教示
840円 741-2 B

一日一日、強くなる 伊調馨の「壁を乗り越える」言葉
伊調馨
オリンピック4連覇へ! 常に進化し続ける伊調馨の孤高の言葉たち。志を抱くすべての人に
800円 742-1 C

50歳からの出直し大作戦
出口治明
会社の辞めどき、家族の説得、資金の手当て。著者が取材した50歳から花開いた人の成功理由
840円 743-1 C

財務省と大新聞が隠す本当は世界一の日本経済
上念司
財務省のHPに載る七〇〇兆円の政府資産は、誰の物なのか!? それを隠すセコ過ぎる理由は
880円 744-1 C

習近平が隠す本当は世界3位の中国経済
上念司
中国は経済統計を使って戦争を仕掛けている! 中華思想で粉飾したGDPは実は四三七兆円!?
840円 744-2 C

経団連と増税政治家が壊す本当は世界一の日本経済
上念司
企業の抱え込む内部留保450兆円が動き出す。デフレ解消の今、もうすぐ給料は必ず上がる!!
860円 744-3 C

考える力をつける本
畑村洋太郎
企画にも問題解決にも。失敗学・創造学の第一人者が教える誰でも身につけられる知的生産術
840円 746-1 C

世界大変動と日本の復活 竹中教授の2020年・日本大転換プラン
竹中平蔵
アベノミクスの目標=GDP600兆円はこうすれば達成できる。最強経済への4大成長戦略
840円 747-1 C

ビジネスZEN入門
松山大耕
ジョブズを始めとした世界のビジネスリーダーがたしなむ「禅」が、あなたにも役立ちます!
840円 748-1 C

表示価格はすべて本体価格（税別）です。本体価格は変更することがあります

講談社+α新書

グーグルを驚愕させた日本人の知らないニッポン企業　山川博功
取引先は世界一二〇ヵ国以上、社員の三分の一は外国人。小さな超グローバル企業の快進撃！　840円 749-1 C

力を引き出す 「ゆとり世代」の伸ばし方　原晋 原田曜平
青学陸上部を強豪校に育てあげた名将と、若者研究の第一人者が語るゆとり世代を育てる技術　800円 750-1 C

台湾で見つけた、日本人が忘れた「日本」　村串栄一
激動する〝国〟台湾には、日本人が忘れた歴史がいまも息づいていた。読めば行きたくなるルポ　840円 751-1 C

不死身のひと 脳梗塞、がん、心臓病から15回生還した男　村串栄一
がん12回、脳梗塞、腎臓病、心房細動、心房粗動、胃三分の二切除……満身創痍でもしぶとく生きる！　840円 751-2 B

世界一の会議 ダボス会議の秘密　齋藤ウィリアム浩幸
なぜダボス会議は世界中から注目されるのか？ ダボスから見えてくる世界の潮流と緊急課題　840円 752-1 C

欧州危機と反グローバリズム 破綻と分断の現場を歩く　星野眞三雄
英国EU離脱とトランプ現象に共通するものは何か？ EU26ヵ国を取材した記者の緊急報告　860円 753-1 C

儒教に支配された中国人と韓国人の悲劇　ケント・ギルバート
「私はアメリカ人だから断言できる!! 日本人と中国・韓国人は全くの別物だ」――警告の書　840円 754-1 C

中華思想を妄信する中国人と韓国人の悲劇　ケント・ギルバート
欧米が批難を始めた中国人と韓国人の中華思想。英国が国を挙げて追及する韓国の戦争犯罪とは　840円 754-2 C

日本人だけが知らない砂漠のグローバル大国UAE　加茂佳彦
なぜ世界のビジネスマン、投資家、技術者はUAEに向かうのか？ 答えはオイルマネー以外にあった！　840円 756-1 C

金正恩の核が北朝鮮を滅ぼす日　牧野愛博
格段に上がった脅威レベル、荒廃する社会。危険過ぎる隣人を裸にする、ソウル支局長の報告　860円 757-1 C

おどろきの金沢　秋元雄史
伝統対現代のバトル、金沢旦那衆の遊びっぷり。よそ者が10年住んでわかった、本当の魅力　860円 758-1 C

表示価格はすべて本体価格（税別）です。本体価格は変更することがあります

講談社+α新書

- 「ミヤネ屋」の秘密 大阪発の報道番組が全国人気になった理由 — 春川正明
  なぜ、関西ローカルの報道番組が全国区人気になったのか。その躍進の秘訣を明らかにする 840円 759-1 C

- 一生モノの英語力を身につけるたったひとつの学習法 — 澤井康佑
  「英語の達人」たちもこの道を通ってきた。読解から作文、会話まで。鉄板の学習法を紹介 840円 760-1 C

- 茨城 vs. 群馬 北関東死闘編 — 全国都道府県調査隊 編
  都道府県魅力度調査で毎年、熾烈な最下位争いを繰りひろげてきた両者がついに激突する！ 780円 761-1 C

- ポピュリズムと欧州動乱 フランスはEU崩壊の引き金を引くのか — 国末憲人
  ポピュリズムの行方とは。反EUとロシアとの連携。ルペンの台頭が示すフランスと欧州の変質 860円 763-1 C

- 脂肪と疲労をためるジェットコースター血糖の恐怖 人生が変わる一週間断糖プログラム — 麻生れいみ
  ねむけ、だるさ、肥満は「血糖値乱高下」が諸悪の根源！ 寿命も延びる血糖値ゆるやか食事法 840円 764-1 B

- 超高齢社会だから急成長する日本経済 ２０３０年にＧＤＰ７００兆円のニッポン — 鈴木将之
  旅行、グルメ、住宅…新高齢者は１０００兆円の金融資産を遣って逝く↓高齢社会だから成長 840円 765-1 C

- 歯は治療してはいけない！ あなたの人生を変える歯の新常識 — 田北行宏
  歯が健康なら生涯で３０００万円以上得!? 認知症や糖尿病も改善する実践的予防法を伝授！ 840円 766-1 B

- 50歳からは「筋トレ」してはいけない 何歳でも動けるからだをつくる「骨呼吸エクササイズ」 — 勇﨑賀雄
  人のからだの基本は筋肉ではなく骨。日常的に骨を鍛え若々しいからだを保つエクササイズ 880円 767-1 B

- 定年前にはじめる生前整理 人生後半が変わる4ステップ — 古堅純子
  「老後でいい！」と思ったら大間違い！ 今やると身も心もラクになる正しい生前整理の手順 800円 768-1 C

- 日本人が忘れた日本人の本質 — 山折哲雄 髙山文彦
  「天皇退位問題」から「シン・ゴジラ」まで、宗教学者と作家が語る新しい「日本人原論」 860円 769-1 C

- ふりがな付 山中伸弥先生に、人生とｉＰＳ細胞について聞いてみた — 山中伸弥 聞き手・緑 慎也
  テレビで紹介され大反響！ やさしい語り口で親子で読める、ノーベル賞受賞後初にして唯一の自伝 800円 770-1 B

表示価格はすべて本体価格（税別）です。本体価格は変更することがあります